香川知晶
Kagawa Chiaki

生命倫理の成立

人体実験・臓器移植・治療停止

The Appearance of Bioethics
—Human Experimentation, Organ Transplantation & Euthanasia

keiso shobo

序

本書が扱うのは米国における生命倫理の形成史である。ウォレン・T・ライクによれば、「生命倫理（bioethics）とは……生命科学と医療の分野における人間の行動をもっぱら道徳的な規則と原則に照らして吟味する体系的研究として定義できる」[1]（REICH 1978, xix）。このよく知られた定義の要点は「もっぱら道徳的な規則と原則に照らして吟味する」というところにある。生命倫理は生命科学と医療をめぐる問題に対して社会道徳の観点から接近しようとする。

今日、医療をめぐる倫理的問題は大きな社会的関心事となっており、さまざまな形で語られている。その点からすれば、問題への生命倫理的アプローチが成り立つのは当然であるように見える。実際、生命倫理はその誕生の地、米国では一大「成長産業」（GUSTAFSON 1990, 126）として、時に反撥も生みながら[2]、大きく発展して来た。すでに一九九〇年、クラウザーとガートは「原則主義の批判」という論文で次のように述べている。

「過去二〇年間で生命医学倫理（biomedical ethics）の分野は前例を見ない拡大を示してきた。万人の予想をはるかにこえて、多数の人々がかかわり、重要な分野として認められ、大学に無数の講座が作られ、いたる所でワークショップや講演会が開催され、おびただしい数の論文、著作、雑誌が登場した。こうした倫理教育への途方もない需要に応えるために、無数の著作、ワークショップ、講座が現れ、倫理学のさまざまな理論と方法をワン・セットにし、より多くの人に短時間で簡単にマスターさせようとしている」（CLOUSER & GERT 1990, 219）

ここに皮肉な口調が認められるのは、論文が生命倫理の主流を批判しようとしたものであったからである。今や生命倫理には「自らの方法や基礎や目標の再検討という内部的な変化」（CLOUSER & KOPELMAN 1990, 122）が生じつつある。そうした自覚を背景に、このクラウザーとガートの「原則主義の批判」あたりから、米国の生命倫理においてはさまざまな「異なる方途の模索」（DOUCET 1996, 101ff.）が明確な形をとり始めている。[3] しかしそうした模索の多くは生命倫理成立の可能性に疑念を提示しているわけではない。変化の中心はあくまでも「内部的な」、主として方法論的な多様性にある。[4] どのようにして語るのかが問われているのであって、語りうることそのものはもはや問題ではない。

しかしライクの定義が『生命倫理百科事典』序文に登場した一九七八年の時点では、状況は大きく異なっていた。現在の地点からすれば、その頃の努力の一部は奇妙にさえ映る。なぜ当たり前のことをいうために、それほど苦労しなければならなかったのか。いうまでもなく、生命倫理はその『百科事典』が登場した時点で定義されたような形ですでに出来あがっていたわけではない。ライクの定義に見られるのは新しい学問への意欲であった。そこでいわれた「もっぱら道徳的な規則と原則に照らして吟味する体系的研究」はいわば将来の努力目標を掲げたものにすぎなかった。だが問題は生命倫理が学として成立していなかったということだけではなかった。そもそも医療について社会が語りうるということさえ、自明とはいえなかった。たとえば、一九八一年のヴィーチの著作『医療倫理の理論』である。

ヴィーチは生命倫理の個別的な問題を論じるに先立って、「三重の契約」説に基づく「医療倫理の一般理論（a general theory of medical ethics）」の構想を語っている。それは生命倫理の可能性を基礎づけようとする試みであった。

「私の考えでは、医療倫理のより強固な基礎は私が三重の契約（the triple contract）と呼ぶもの、すなわち、三つのレヴェルの社会契約ないし誓約（covenant）に見出すことができる。それはまず人間の相互作用に関する最も基本的な社会原則を確立することから始まり、ついで社会と専門職集団との間の社会契約の確立に至り、最後に専門家と素人との間の個人的な契約関係の基盤を提供することになる(5)」（VEATCH 1981, 110）

三重の契約説は医療倫理の基礎が社会道徳にあることを示そうとする。「第一の契約は倫理体系の基本的内容を明らかにする」。それは理性的人間ならば誰でもが認めるような普遍性をもつ。これが「一つの共通の枠組み」となって社会と専門職集団との間で第二の契約が交わされ、専門職倫理としての医療倫理が成り立つ。さらに第三の契約によって個々の専門家と患者の関係が規定される。ここで特に強調されたのは、専門職集団に特有な役割義務が大きな社会的枠組みの中で第二の契約によって規定されるということであった。ヴィーチはそうした契約の存在が歴史的事実であったとも主張している。(6) こうした一般理論の提示のあと、ようやく個別的な具体的問題が論じられることになる。

ただヴィーチの一般理論が具体的な諸問題の解明にどれだけ寄与しているかといえば、かなり疑わしい。そもそも契約説がどのような位置を占める理論装置なのか、明らかにされていない。語られているのは、さまざまな論者(7)が医師患者関係を契約ないし誓約関係として認めるようになったということにすぎない。倫理規範の源泉について認められる理論的対立(8)についても、どの理論も内容的には「さほど大きく異なることはない」として済ませてしまう（*Ibid.*, 114ff）。その上、一般理論は具体的問題の考察とはほとんど無関係でしかなかった。サムナー（SUMNER 1982, 39）が皮肉ったように、具体的問題に関して『医療倫理の理論』の議論が説得的なのは、ヴィーチが「医療倫理の一般理論」から離れて健全な常識を働らかせている場合に限られる。ヴィーチの理論的試みは成功しているとはいいがたい。

にもかかわらず、ヴィーチが三重の社会契約という大がかりな装置に訴えようとした理由を見逃すべきではない。ヴィーチは「学生時代から訓練を受けた生命倫理の専門家」（JONSEN 1998, 56-57）第一号として一九七一年にヘイスティングス・センターの研究員となり、さまざまな活動に関与してきた。その中には、コロンビア大学医学部での医療倫理教育の世話人の仕事も含まれていた。ヴィーチは医学生たちとともに臓器移植、人工腎臓、人工妊娠中絶といった次々に現れてきた医学の問題を検討していく。そこで痛感したのは、当時の専門職のさまざまな倫理綱領が問題検討の枠組みとはなりえないということであった。医師の専門職倫理は医療倫理ではない。「批判の梃子となるような道徳的眺望のきく地点、一つの支点をわれわれは必要とした」(VEATCH 1981, Preface, x)。そうした地点を求める努力は、一九七九年に医療倫理学教授としてケネディ研究所に移った後も続けられた。こうして『医療倫理の理論』が登場する。ヴィーチによれば、そこで構想された「医療倫理の一般理論」は「われわれの倫理規範の源泉は何か」という問いに答えるべきものであった。この問いに答え、われわれの倫理規範を明らかにすることで、医療の問題に対して健全な常識を働かせることが可能となる。この点を問題の具体的分析に先立って明らかにしなければならない。三重の契約説は医学者ではないヴィーチが語る場を設定する。それは医療における倫理的問題を非専門家、そして社会が問題を語りうることを示すための装置であった。医療倫理は一般的な社会規範のもとにある。この今では当たり前とも思えることも、ここではまだ何らかの理論によって論証されなければならない類の事柄であった。そのことをヴィーチの理論的試みは示している。生命倫理の成立は自明ではなかった。

米国で生命倫理が成立した要因としては、従来どちらかといえば医学をとりまく社会意識の変化が強調されてきた。だが実際には、さまざまな、多くは米国特有の要因が競合して生命倫理は成立したのであって、単線的な説明を与えることは難しい。一種の「ハプニング性」（DOUCET 1996, 33, cf. FOX 1990, 201）が指摘されるゆえんである。確かに社会意識の変化は、本論でも簡単に触れるように、米国における生命倫理成立を考える際には見逃すことはできない要因である。しかし医療をとりまく人々の意識の変化に注目するだけでは、「もっぱら道徳的な規則と原則に照らして吟味する」生命倫理がもつ意味を理解するには不十分であるように思われる。そうした外での変化に対応する形で医学や医療の内部で生じていた変動にも注意を払う必要がある。本書はそうした変動の一端を明らかにすることを課題とする。そうすることで、医学そのものもまた生命倫理を求めていたことを知らなければならない。主に扱うのは一九六〇年代から七〇年代末まで、一九六六年のビーチャーの論文「倫理学と臨床研究」あるいは一九六二年のアレグザンダーのルポルタージュ「彼らは、誰が生き、誰が死ぬのかを決定する」から一九七九年の『ベルモント・レポート』とビーチャムとチルドレスの『生命医学倫理の諸原則』までである。第Ⅰ部では医学研究における人体実験の問題、第Ⅱ部では人工臓器の開発、臓器移植、重度障害新生児の治療などの現代医療をめぐる問題を取り上げ、最後の第Ⅲ部で一九七四年の「国家研究法」が置いた国家委員会の活動を中心に生命倫理による問題への対応を見ることになる。医学はどのようにして生命倫理を呼び出したのか、まずは人体実験の問題から始めることにしよう。

生命倫理の成立

——人体実験・臓器移植・治療停止

目次

目次

関連事項年表

一八三三　ウィリアム・ボーモントの医学実験倫理綱領
一八六五　クロード・ベルナール『実験医学序説』
一九一四　カードゾ判事「シュレンドルフ事件判決」
一九四一　CMR（医学研究委員会）を含む科学研究開発局設立
一九四七　「ニュルンベルク綱領」
一九五三　NIH（国立健康研究所）臨床研究センター開設
一九五四　フレッチャー『医学と道徳』
一九五六　ウィローブルック州立学校で肝炎研究開始
一九五九　ビーチャー「人を対象とする実験」
一九六〇　カンザス州最高裁判所「ネイタンソン対クライン判決」
一九六二　アレグザンダー「彼らは、誰が生き、誰が死ぬのかを決定する」
一九六三　ジョンズ・ホプキンス・ケース

一九六四　エルキントン「借用（人工および移植）臓器の使用における道徳的問題」
　　　　　ユダヤ人慢性疾患病院事件報道
　　　　　世界医師会「ヘルシンキ宣言」
一九六六　ビーチャー「倫理学と臨床研究」
　　　　　NIHガイドライン「人を被験者とする臨床研究」
　　　　　FDA（連邦医薬品局）「人間に対する研究的な新薬の使用における同意に関する政策について の発表」
一九六七　世界初の心臓移植（南アフリカ、バーナード）
　　　　　脳死の定義を検討するためのハーヴァード大学医学部臨時委員会
一九六八　モンデール公聴会
　　　　　ハーヴァード大「不可逆的昏睡の定義」
一九六九　ヘイスティングス・センター設立
　　　　　ヨナス「人間の被験者を使った実験についての哲学的考察」
一九七〇　ラムジー『人格としての患者』
一九七一　ケネディ研究所設立
　　　　　ケネディ財団シンポジウム「人権、精神遅滞および研究」
一九七二　コロンビア特別区控訴裁判所「カンタベリー対スペンス判決」

一九七三　タスキギー事件報道
ケネディ公聴会
『ワシントン・ポスト』中絶胎児実験報道
アメリカ病院協会「患者の権利章典」
シャウ「子どもにおける〈インフォームド・コンセント〉のディレンマ」
ダフとキャンベル「新生児特別治療室における道徳的ディレンマ」
一九七四　国家研究法
一九七五　ジョンセン他「新生児集中治療室における重大な問題」
『報告と勧告、胎児に対する研究』
一九七八　『生命倫理百科事典』
一九七九　『ベルモント・レポート、人間の被験者保護のための倫理的な原則およびガイドライン』
ビーチャム、チルドレス『生命医学倫理の諸原則』

I　人体実験をめぐる問題

第一章　「倫理学と臨床研究」と議論の始り

1　ビーチャーの「倫理学と臨床研究」

一九六六年、『ニューイングランド医学雑誌』六月一六日号は「倫理学と臨床研究」と題された論文を掲載した。執筆したのはヘンリー・ビーチャーである。ビーチャーはハーヴァード大学医学部教授、マサチューセッツ総合病院麻酔科主任で、翌年の「脳死の定義を検討するためのハーヴァード大学医学部臨時委員会」の委員長を務めたことで知られる。「倫理学と臨床研究」(BEECHER 1966a) は、当時の医学研究の専門家たちに向けて、問題のある人体実験に注意を促そうとした論文であった。論文が呼び起こした反響は大きく、ビーチャー自身の意図をこえて人体実験の制度的規制を後押しする。そこに生命倫理成立の端緒の一つがあった。

ビーチャーによれば、倫理的に問題のある医学研究は稀ではない。それは公表された学術論文の多くにはっきりと示されている。たとえば、一九六四年の場合、一流の専門誌に掲載された論文百編中、一二編が非倫理的であったという。また、論文執筆のためにまず問題となりそうな五十の実験報告を集めたが、[9]そのうち、有効な同意が取られたと認められるのは、二例のみであった。しかも、その二例も、実験の危険性を知らせるという点でははなはだお寒いものがある。

その点を示すために、ビーチャーは（一九四八年から一九六五年までに発表された論文の中から）二二の実例を列挙した。[10]実例は既知の有効な治療法を差し控えた研究、治療法の研究、生理学研究、疾患の理解をめざす研究、疾病の技術的研究、そして、奇妙な研究に区別されている。

ここでは、三つの例を要約して、あげておこう。いずれも疾患の理解を高めるための研究の例に分類されている。

例一六：感染性肝炎の感染力を研究するために、精神遅滞児施設の入所者を人為的に肝炎に罹患させた例。保護者の同意を得たものではあったが、危険性については何も説明されていなかった。（一九五九年）

例一七：ガンに対する免疫システムの研究のために、生きたガン細胞が二二名の被験者（入院患者）に注射された。説明の際、注射される「細胞」がガン細胞であることは一言も触れられなかった。（一九六四年）

例一八：ある母親に娘の皮膚ガン（メラノーマ）が移植された。母親は説明を受けた上で、自発的に移植を受けたが、「ガンに対する免疫力についてもう少しよく理解し、腫瘍に対する抗体が産出されれば、ガン患者の治療に役立つかもしれないことを期待してのことであった」。娘は移植した次の日に亡くなり、母親は移植後四五一日目にメラノーマで亡くなった。（一九六五年）

列挙された実例を見ると、問題の所在は明らかである。被験者たちは必要な治療をされなかったり、余分な手術によって不必要な危険にさらされていた。既知の治療効果の再確認や、新技術開発が理由であった。いったん被験者となれば、治療されるかされないかは、科学的手法に従って、ランダムに割り当てられる。問題の多くは、軍人、精神遅滞者や非行少年などの施設入所者、老人や末期患者、新生児を被験者とする実験に集中していた。こうした問題はなぜ生まれたのか。

「倫理学と臨床研究」は次のように始められていた。

「人体実験は、第二次世界大戦以来、やっかいな問題を生み出してきた。患者が自分たちの利用される真の目的を知っていたら、実験には応じなかったのは明らかであるはずなのに、患者を被験者として使用する場合は増加しているのである」(BEECHER 1966a, 1354)

ビーチャーはある手紙の中でこう書いている。「私は三五年間大きな病院の病棟で仕事をしてきましたが、病棟の患者が生涯にわたる障害や死の起こる危険性のある時に、実験目的のために自分が使われることを自発的に申し出たりはしないことは十二分に知っておりますＩ(11)」。にもかかわらず、人体実験は増加している。被験者は何も知らないのではないか。ここに問題のすべての始りがある。何も知らない人間を対象に実験することがどうして起こるのか。

ビーチャーは大学医学部を中心とする医学研究の変化をもって事態を説明しようとする。問題の背景には、一九四〇年代以降、医学研究費が飛躍的に増大したことがある。ＮＩＨ（国立衛生研究所、National Institutes of Health）が援助する研究費は一九六五年には、四五年の六二四倍、四億三六六〇万ドルに達している。今や科学的な医学研究が花盛りである。それは、医学部・大学病院のスタッフ構成を見ても明らかである。ポストの中心を占めるのは医学研究者たちである。「若者たちは誰でも知っていることだが、自分を研究者として証明しなければ、一流の医学部で常勤のポストや、教授職に昇進したりすることは決してないだろう」。人体実験の増加の背景には、こうした研究至上主義、「業績か、さもなくば消滅か症候群（publish-or-perish syndrome）」（DEVINE 1998）の蔓延がある。このままでは、ロバート・フラット卿がいうように（BEECHER 1966a, 1355）、「科学の利益と患者の利益との不幸な乖離」が帰結するのではないか。専門家集団の中には、医学実験の倫理問題を云々することは「進歩を阻害する」と信じている者も多い。こうした傾向に対して、ビーチャーは教皇ピウス一二世の「科学は他のあらゆる種類の価値が……従属させられるべき最高の価値ではない」という言葉を引用する（*Ibid.*, 1354）。不幸な乖離は避けなければならない。

ビーチャーからすれば、医学にとって人体実験の必要性がなくなることはありえない。列挙された実例の大部分も「無思慮と不注意によるものであって、患者の権利をわざと無視しようとしたものではない」。ビーチャーによれば、「米国の医学は健全だし、そこにおける進歩の大部分は健全な形で達成されてきた」。ただその一方で、倫理的誤謬は数においてのみならず、その多様性においても増加していることに注意すべきなのである。ある種の活動はすぐさま是正されなければ、健全な米国医学そのものに重大な危害を及ぼすであろう。個々の実例の断罪が問題なのではない。あくまでも「広範囲にわたる習慣」に注意を喚起することが目的である。人体実験は不可欠である。問題はそのあり方にあった。

ビーチャーは、この論文の中で、人体実験に関して倫理的に重要な二つの構成要件をあげている。第一は、被験者ないしは後見人の同意、インフォームド・コンセントである。問題の始りは被験者が何も知らないという点にあった。だが、単に同意が得られたというだけでは意味がない。被験者やその後見人は実験の内容とすべての危険性を理解していることが望ましい。少なくとも実験だということを、被験者自身が知っているのでなければならない。第二は、良心的で責任ある研究者の存在である。この第二の要件こそ、問題の鍵を握る。これに比べれば、同意という第一の要件の重みは小さい。「責任ある研究者の存在」がより信頼しうる「保護手段（safeguard）」であり、それによって倫理的な人体実験は可能となる。これがビーチャーの立場であった。その立場から特に医学雑誌の編集者の責任が強調された（*Ibid.*, 1360）。

不適切な仕方で得られたデータはたとえ有用と思われるものであっても、出版されるべきではない。もし非倫理的な実験を含む研究が「決して公表できないとわかったら、どれほどの者がそうした実験を行うというのであろうか」。この点については、科学の進歩を持ち出す者がいるかもしれない。しかし、医学にとっての損失よりも、倫理的な損失の方が重大である。業績を生み出す専門誌の責任は大きい。「倫理学と臨床研究」は次のように結ばれている。

「実験が倫理的であるかないかはその開始の時点で決まる。実験がその後で倫理的になることはない。目的は手段を正当化しない。目的と手段との間に区別は存在しない。実験結果の発表にあたっては、道徳的な適切さが遵守されたことを誤りなく明らかにする必要がある。非倫理的に得られたデータは編集者の厳しいコメント付きであっても公表すべきかといえば、疑わしい」(*Ibid.*)

このように、「倫理学と臨床研究」は非倫理的な人体実験の存在を実例をもって明らかにし、とりわけ専門研究誌の編集者の責任を強調した。研究費の増大にともなう人体実験の増加、その背景には、医学における業績至上主義がある。そのために、使われやすい者たちが狙われ、科学の進歩のためという理由のもとに実験が重ねられていく。科学の利益と患者個人の利益とは完全に乖離している。これに対してビーチャーが強調したのが、医学研究者の自覚と責任であった。科学によって生み出される問題には、科学の専門家によって初めて有効に対応できる。

こうしたビーチャーの立場そのものは目新しいものではない。確かに、自覚をうながす役割がもっぱら医学専門雑誌の編集者に求められている点には、「業績か、さもなくば消滅か」時代の医学という認識の新しさを認めることはできるかもしれない。しかし、その視点はあくまでも専門家内部に据えられていた。ここでいわれる編集者もまた同じ専門家であり、しかもその責任は直接的には実験結果の発表の場面のみにかかわる。人体実験をめぐる倫理問題は医学専門家の世界の中で解決されなければならない。ここにあるのは、科学者の良心への素朴な信頼であった。それによって不幸な乖離を防ぎ、米国の医学研究をさらに健全に発展させなければならない。こうしたビーチャーの立場は「伝統的な研究倫理を越えるものではなかった」(JONSEN 1988, 144)。「倫理学と臨床研究」の説明では、被験者が何も知らないという事態を生み出した習慣が広範囲にわたる理由は十分に捉えられていない。しかし、「倫理学と臨床研究」には、そうした議論の弱さにもかかわらず、大きな反響を呼び起こす力があった。それは論文の積極的な主張というよりも、指摘された事実がもたらす驚きのためであった。この論文が発表された前後の状況を見ることにしよう。

2 カッツの回想

「倫理学と臨床研究」発表と同じ一九六六年に、イェール大学法学部では、「人間に対する実験」という演習が開始されている。前年に示されたシラバスは次のように告げていた。

「この演習では、患者と健康な志願者（volunteer）を対象として行われてきたさまざまな治療的および実験的な医学的処置を検討する。この研究の中心は、同意および医学実験の監視における州（state）の役割についての詳しい分析となろう」（KATZ 1993, 32; KATZ 1994, 87-88）

担当したのは家族法を講じていたジェイ・カッツ、ハーヴァード大学医学部でビーチャーの講義も受けたことのある医学博士であった。カッツは、囚人の権利を擁護する学生たちの運動の影響で、「自らの無思慮と自分の受けた教育の欠落」（KATZ 1994, 87）に気づくようになったという。それをきっかけとして、人体実験を主題とする米国の大学初の演習が行われることになった。

「無思慮」とは精神分析医としてカッツ自身が行った実験にかかわっていた。実験は、NIHの研究助成金をうけてイェール大学医学部で行われた。その後、法学部の演習で学生たちの主張にふれ、カッツは、自らの実験に問題があったことを自覚する。被験者に対して、ありうる危険性の開示が十分ではなかったという反省である。さらに、ニュルンベルク裁判の記録に目を通したことも大きかった。親戚の多くはホロコーストで亡くなっていた。しかし、医学部ではこの裁判について教えられることはなかった。知ったのは法学部に移ってからである。問題は、ヒポクラテス以来の伝統的な「無加害優先（*primum non nocere*）などの不明確な原則や曖昧でご大層な規約に忠誠を誓うこと」（*Ibid.*）では解決できない。その点にふれない医学部教育には、「教育の欠落」がある。こうして、演習「人間に対する実験」は企画された。その際、カッツはかつての師ビーチャーと連絡をとり、演習にも参加を要請した。「倫理学と臨床研究」の刊行以前のことであった。ビーチャーは医学研究の倫理について早い時期から関心を示し、すでに一九五九年に「人を対象とする実験」(BEECHER 1959)という論文を発表していたからである。こうして、カッツはビーチャーとたびたび議論を交わし、同意原則を重視する人体実験問題の論客の一人となっていく。

ビーチャーの一九五九年の論文は、人体実験を考える際の「枠組み (a framework)」を提示しようとした包括的な論文であった。七年後の「倫理学と臨床研究」はこの論文に基づいていた。「人を対象とする実験」では、医学における人体実験の歴史が概観され、人体実験をめぐる幾つかの規則が、米国以外のものも含め、紹介、検討されている。そこには、次節で検討するように、問題をめぐる第二次大戦以後の医学研究者の典型的立場が示されていた。

「人を対象とする実験」が強調したのは、研究者と医師とでは、人体実験に対する手法も目的も異なるということであった。医師は特定の患者の病状を改善することに関心をもつのに対して、研究者は社会の利益となるような知識の増大を目指す。問題が生じるのは、後者の研究の場面である。社会の利益という目標は崇高に見えても、現実には大きな問題を含む。それはしばしば個人の利益に対立し、それを容易に凌駕してしまう。これは近時のナチス・ドイツの経験からも明らかであって、警戒を怠ってはならない。「個人が共同体に従属させられることはあってはならない。共同体が存在するのは人間のためである」(BEECHER 1959, 470)。

ビーチャーは研究と治療を明確に区別し、問題の発生を研究の場面における社会と個人の利益の対立に求めようとする。これは、「倫理学と臨床研究」以後も含め、人体実験の問題をめぐる議論の枠組みとなる主張であった。もちろん、実際には、研究と治療とがそれほど明確に区別できるかといえば、疑わしい。先端的な実験的研究の多くは、特定の患者の病状改善を目指して、とりわけそれ以外には打つ手がないという理由によって実施されて来たからである。(12) 治療と研究の区別によって、肯定と否定を自動的に決することがどれほどの正当性をもちうるか。これは問われてしかるべき問題であろう。しかし、ここでビーチャーが問題ありと認めた人体実験については、「倫理学と臨床研究」があげた二二の実例のように、明確な区別が可能である。漠然とした社会の利益を持ち出さない限り理解できないような人体実験が現実に存在している。少なくともそうした実験については、ビーチャーの提示した枠組みは有効であった。

では、社会と個人の対立にどのように対処すべきなのか。ビーチャー(*Ibid.*)によれば、患者一般の利益を目的とする実験については「情報を提供された患者の明示的な同意(the explicit consent of the informed patient)」、いわゆるインフォームド・コンセントが不可欠である。しかし医学実験は高度の専門性をもつ。患者の十分な理解を期待することは難しい。それゆえ、ここでも、最終的には、研究者としての医師の「深い思いやりと心遣い(profound thought and consideration)」、「自らの責任の深い自覚(a deep sense of his own responsibility)」が強調されている。たとえインフォームド・コンセントを忠実に実行しても、それだけでは何も知らない人間を被験者とする実験はなくなりはしない。圧倒的量の専門的知識を前にすれば、被験者の同意は無に等しい。それが研究者の良心が要請される理由である。逆に、倫理的に問題のある実験は研究者の「無知や無思慮」に由来する。ここには「倫理学と臨床研究」の論点がすべて出そろっている。だが、一九五九年の「人を対象とする実験」はほとんど注目されることがなかった。ナチス・ドイツの経験との対比で自覚を促そうという試みは、次節に見るように、さほどの説得力をもたなかったからである。

一九六六年の論文で「ビーチャーが望んでいたことは、教育であって、告発ではなかった」とカッツはいう（KATZ 1993, 32)。当時、ビーチャーにとっても、カッツにとっても、問題は、医師たちの無関心にあるように思われた。彼らはともに人体実験の問題に関して同僚の医師たちの関心を引くために腐心していた。

一九六〇年代の米国では医学の進歩にともなうさまざまな問題がしだいに関心を集めていた。各種の医学会議（conference）で議論されつつあった問題の多くは、後の生命倫理で扱われる問題に重なっている。この時代の会議では医学の専門家が中心であったが、専門家以外の参加もなかったわけではない。その一つに、六五年三月にウイスコンシン州ブルック・ロッジで開かれた薬についての会議があった。この製薬会社後援の会議には多くの医学の専門家たちが参加し、ビーチャーも非倫理的実験の実例を提示しながら、人体実験の問題について講演した。さらに、六六年三月にオレゴン州のリード・カレッジが主催した「生命の尊厳」と題する会議にも、ビーチャーは参加した。会議では神学者のラムジーが中絶問題を論じ、哲学者のアーサー・カプランが全体を総括する講演をおこなっている。ここでもビーチャーは人間を被験者とする医学研究の問題を取り上げ、専門家の注意を喚起しようと努めていた[13]。また、カッツも六五年に、イェール大学医学部で一般講演を行い、医師たちが問題に対して鈍感であることを指摘し、医学部教育で人体実験の問題を取り上げる必要性を説いていた。

しかし、ビーチャーにしろ、カッツにしろ、彼らが出会ったのは否定的な反応にすぎなかった。しかも、それは時に強い反撥を含んでいた。特に実例のあげられた六五年の講演については、ハーヴァードの二人の医学博士が記者会見を開き、同僚ビーチャーが問題を無責任に誇張していると非難する騒ぎにまでなっていた。『ニューヨーク・タイムズ』と『ウォール・ストリート・ジャーナル』がスキャンダルとして取り上げたからである（ROTHMAN 1991, 72）。この騒ぎのなか、自らの指摘が無責任な誇張でないことを明らかにするべく「倫理学と臨床研究」は書かれた。これは、ビーチャーの立場と当時の状況を考えれば、カッツ（KATZ 1993, 31）がいうように、「勇気ある論文」と呼ぶべきものであった。

教育のためには、告発とも見える挑発が必要であった。それが「非倫理的ないし倫理的に問題のある研究の例」の提示となって現れた。しかし、実例は無責任な誇張でないことも示さなければならない。ビーチャーはまず五〇の実例を集め、長文の論文を『アメリカ医師会雑誌』に投稿した。しかし、二名のレフリーがともに反対したことを理由に、掲載を断られてしまう。そこで、同僚の意見も入れて、実例を二二に減らし、『ニューイングランド医学雑誌』に再投稿したのである。あげられた実例には、ハーヴァードの同僚の参加した実験も含まれていた。当然のことながら、ここでも同僚たちからの強い反撥は予想された。

論文投稿にあたって、ビーチャーは自分の属すマサチューセッツ総合病院の院長ジョン・ノウルズにこう書き送っている。

「私はきわめて激しい批判にさらされることになるのを覚悟しております。しかし、私は、病院のために、問題を可能な限り注意深く、正確に扱い、誇張がないことを確かめるように力を尽くしました」(Beecher to John Knowles, 10 June 1966. *in* ROTHMAN 1991, 74)

ビーチャーは論文を慎重に練りなおしただけではなかった。あらかじめ論文のことを『ニューヨーク・タイムズ』や『ウォール・ストリート・ジャーナル』をはじめ、『タイム』、『ニューズ・ウィーク』等に知らせておいた。内部の覚醒のためには、外の力が必要であった。当時のジャーナリズムは現在ほど医療問題に関心を向けていたわけではなかったという。しかし、問題は六五年の講演の時よりもさらに大きく取り上げられた。こうして、事態は一種のスキャンダルの様相を呈することになった。(14)

ロスマン（ROTHMAN 1995, 2253-54）によれば、特に反響を呼んだのは、ニューヨーク州立精神遅滞児施設ウィローブルックの入所者を対象にした肝炎ウイルス実験（上述の例一六）とブルックリン・ユダヤ人慢性疾患病院で二二名の痴呆を含む老人の入院患者にガン細胞を投与した実験（例一七）であった。これらはそれぞれウィローブルック事件、ブルックリン・ユダヤ人慢性疾患病院事件と呼ばれることになるものであった。[15]

前者のウィローブルックでは糞便を介する比較的軽い伝染性の肝炎が施設内に蔓延していた。そこで、一九五〇年代半ばから、研究者たちが特別研究病棟を開設し、実験を開始した。研究の中心となったのは、後にニューヨーク州立大学医学部小児科講座主任となるソール・クルーグマンであった。研究者たちは肝炎ウイルスを注射することによって、免疫を作ることを考えていた。しかし、その同意の取り方や被験者の健康管理のずさんさがきびしく批判されるようになり、後でラムジーとの関連で再び見るように、七〇年代以降も激しい論争が続くことになった。後者は、一九六三年に、当時コーネル大学医学部助教授でスローン・ケッタリング癌研究所臨床ウイルス学部門の研究主任チェスター・サウタムが担当したもので、すでに六四年に表沙汰となっていた。六六年にはニューヨーク州立大学理事会がサウタムと慢性疾患病院の医学部長を懲罰委員会に召還し、一年間の保護観察処分を下す騒ぎとなった。この事件は、ＮＩＨひいては連邦政府が人体実験のガイドラインを作成する背景の一つとなった。

このように、一九六六年当時、問題はすでに散発的に表面化しつつあった。そこに「倫理学と臨床研究」が現れることで、問題が一挙に集約されて示されることになった。問題は臨床研究、ひいては医学研究の倫理性にある。そのことを二二の実例は示した。ビーチャーがジャーナリズムの力を借りようとしたのは、あくまでも内部の注意を喚起するためであった。しかし、外の力の導入は、外に驚きを呼び起こした。人々は「人体実験は、第二次世界大戦以来、やっかいな問題を生み出してきた」ことに気づき始めるのである。では、第二次大戦からそれまで、人体実験をめぐってはどのような動きがあったのであろうか。それを次に見ることにしよう。

3　「ニュルンベルク綱領」と「ヘルシンキ宣言」

第二次世界大戦以後の人体実験の問題といえば必ずといっていいほど引き合いに出されるのが、ニュルンベルクの医師裁判（The Doctors' Trial）とその判決に含まれていた「ニュルンベルク綱領（the Nuremberg Code）」である。[16] カッツも人体実験への関心をもった理由にその裁判記録を読んだことをあげていたし、ビーチャーの「人を対象とする実験」も「綱領」のすべてを引用し検討していた。確かに、ニュルンベルクの医師裁判と「綱領」とは、人体実験をめぐる考察の戦後の出発点ではあった。

連合国軍は、一九四五年、大戦が終了するとただちにドイツのニュルンベルクにおいて枢軸国の戦争犯罪を裁く一連の国際軍事法廷を開いた。さらに、それを補う形で、米国一国による軍事裁判が行われた。それが一九四六年から七カ月にわたって開かれた医師裁判、合衆国対カール・ブラント裁判であった。ヒトラーの侍医で人体実験の統括責任者カール・ブラントをはじめ、ナチス・ドイツの二〇名の医師と三名の医療政策責任者が、「医学の名の下に犯された殺人、拷問および残虐行為」のかどで起訴された。判決が下ったのは一九四七年八月一九日、九名に終身刑をふくむ懲役刑、七名に死刑が宣告された。それとともに、判決は「許される医学実験」についても言及していた。確かに被告たちの人道に対する罪は審理の過程で明らかにされた。だが、単に事実だけでは判決を下すに十分ではない。米国軍事裁判所には「医療倫理そのものが問題である」（アンブロセリ 1993, 117）という判断が働いていた。医学研究における人体実験の有用性は認める必要があるだろう。「しかしながら、万人が認めるように、道徳的倫理的法的概念を満足させるためには、幾つかの基本原則が遵守されなければならない」。実験の必要性をいう前に、遵守されるべき原則を明示し、それに基づいて判決が下されなければならない。そうして示されたのが、一〇項目からなる「基本原則」、「ニュルンベルク綱領」であった。

「綱領」第一項は、「被験者の自発的同意が絶対に不可欠」であることを宣言している。その意味は次のように分節化される。まず、被験者は法的な同意能力を有する者に限られる。そして、同意はいっさいの強制を免れた自発性に基づいていなければならない。その際、被験者は十分な情報の提供を受けた上で、実験について完全に理解することが必要である。法的な同意能力者、自発性、十分な情報の提供と理解、これが人体実験に絶対不可欠な自発的同意の構成要件であった。実験実施者にはそうした同意の質を保証する義務と責任がある。[17]「綱領」では、第一項に続いて、研究者に対する一般的制限として、被験者の自発的参加を可能にするための条件が述べられている。カッツ（KATZ 1992, 227）がいうように、「綱領」は「被験者の精神的全体性」の絶対的な保護を史上例のない明確な形で打ち出している。確かに、被験者の権利の保護は、一九三一年のドイツにおける世界初の実験規制の「指導要綱[18]」にすでにはっきりとうたわれていた。これは、ナチス・ドイツとの関係でしばしば歴史の皮肉として言及されるところである。しかし被験者の全体性の保護の点では、絶対的な同意原則を明示する「綱領」の方がはるかに徹底している。ドイツの「指導要綱」は「事前の適切な説明」による同意の必要性を公に認めた点で画期的であった。だがその要綱の出発点は、医学の進歩を理由とする「新規治療法」に対する医師の権利とそれに伴う「特別の義務」にあった。同意の必要性もそうした医学研究者の観点から説かれていた。同様の発想は、人間に対する実験が「科学的」となった当初から存在していた。これに対して、被験者の自発的同意の絶対性から出発する「ニュルンベルク綱領」は被験者の側から人体実験の許容条件を定めようとしたもので、医療倫理に新しい視点を導入するものであった。現代医療の基本前提となるインフォームド・コンセント概念の源泉の一つがここにはある。それはもともと医療倫理の根本的な見直し、考察の視点変更の要求を含むものであった。

しかし、米国におけるこの「綱領」の影響は大きいものとはいえない。「道徳的倫理的法的概念を満足させるため」の基本原則は、ナチス・ドイツという「独裁政権下の医科学[19]」（ALEXANDER 1949）の罪をさばくための原則にすぎないと受け取られたからである。

「ニュルンベルク綱領」の作成に影響を与えたのは、裁判でも証言した米国人の医師アンドリュー・アイヴィーとレオ・アレクザンダーであった。しかし、証言の際アレクザンダーが強調したのは、ナチスの実験が他の国々での実験とは何らの共通点ももたないということであった。また、アイヴィーはヒポクラテスの「誓い」を引き合いに出して、多くの医師が患者の保護をわきまえてきたこと、そして自らも関与してきた囚人などに対する実験が医の倫理に反したものではないことを主張した（アンブロセリ 1993, 109ff）。かくて、カッツの批判する事態が帰結した。医学研究者や政策立案者たちはこの「綱領」に対してどのような態度をとったのか。彼らは歴史上例を見ない医学実験の「逸脱」に対する応答としては「綱領」を賞賛した。しかし、現に西欧で行われている医学研究に対する適切な対応とは認めなかった。「それは野蛮人にはよい綱領であったが、正常な医師・科学者には不必要な綱領であった」。その結果、「ニュルンベルク綱領は誕生したと思うまもなく歴史へと回収されてしまった」のである。厳密な同意原則を掲げる「綱領」は「正常な」医学実験の現状にそぐわないと判断された（KATZ 1992, 228）。

「ニュルンベルク綱領」については、当初からさまざまな批判が行われていた。その「綱領」のすべてを論文に引用したビーチャーの場合も、最初の三項に対してコメントをつけ、批判的な立場を明らかにしていた（BEECHER 1959, 472-474）。

ビーチャーはまずは第一項にいわれる同意原則を取り上げ、その「精神と実質的内容」は承認しうるものの、解釈が難しいという。これを文字通りに理解すれば、子どもをはじめ法的な同意能力を有しない者に対する実験はいっさい認められない。そうなると、彼らには実験によって期待される利益に与えることも不可能となろう。しかし、「綱領」に影響を与えたアイヴィーも別の論文[20]では、精神的な障害をもつ者については後見人の同意を認めている。現在では、「綱領」が「一種の西洋の信仰箇条（Western credo）」として引かれる傾向が出てきている。そのことを考えると、必要な同意が同意能力をもつ被験者本人に限られるものではない点を「綱領」は明示すべきであった。また、実験に関するあらゆる情報を提供しなければならないとすれば、プラセボ（偽薬）も実験には使用できなくなるだろう。治療効果が本当に薬によるものなのかを見きわめるのは難しい。科学的には何の効果がないものでも、薬だとして投与すれば、治療効果が現れることがある。これは、研究者の間では衆知の事実である。プラセボと対比しなければ、薬の効き目は語れない。単純に情報提供を要求することは、それを不可能にするであろう。さらに、「綱領」は「十分に予想されるあらゆる不利益と危害」をあらかじめ被験者に知らせることも要求する。だが、この要求は実験の特性を無視している。まったく新しい実験には、予期せぬ不利益や危害がつきものである。逆に、最初の段階では危険性がありそうに見えるものが、後になって有効だとわかる場合もある。すべての結果が完全に予測できるとすれば、新しい実験は不必要である。「綱領」は、被験者が「当該の実験に関する個々の点について十分な知識と理解を有していなければならない」という。しかし、多くの場合、これを実現することは不可能である。

ビーチャーの批判はさらに続く。「綱領」の第二項は、「実験は、他の研究方法・手段によっては獲得できず、しかも社会の利益にとって有意義な結果をもたらすものでなければならない。実験は、恣意的あるいは不必要な性質のものであってはならない」としていた。だが、ビーチャーは、不必要な性質の実験とはどのようなものなのか、少なくとも私にはわからないという。続く第三項は、動物実験や疾病の経過記録をもとにして、「予想される結果が実験の遂行を正当化できるように」要求している。しかし、誰が新しい実験結果について保証できるというのか。

ビーチャーの「綱領」批判は実験に含まれる蓋然性と同意の有効性とをめぐって展開されている。一方には医学実験について研究者としての理解があり、他方にその立場からの被験者擁護への提言があった。その要点は、「ニュルンベルク綱領」が実験の本質を捉え損なっており、法律家といった外部からの規制、素人判断は有害であるということにあった。人間を対象にして実験を行う場合、新しさにともなう予測し難さを完全に取り除くことは、厳密には不可能である。いくら動物実験を先行させたとしても、この点は変わらない。というよりも、わからないから実験は意味をもつ。さらに、そうした不確定な要素に加え、実験の高度の専門性を考えれば、同意にそれほどの有効性を認めることはできない。問題は、同意に厳密性を要求しても、解消されえない。それは被験者擁護になるよりも、逆に同意能力のない者を医学研究の恩恵から閉め出す危険性をはらんでいる。人体実験に関しては厳密な規制はむしろ排除すべきである。「多くの場合、規則は益になるよりも害になるように思われる。規則では非良心的な実験の阻止にはつながらないだろう」(21)。実験にはたえず不確定な要素がつきまとう。重要なことは規則に従うことよりも、柔軟に対応することである。最終的に、人体実験は研究者の責任で行うほかない。ビーチャーが強調した医学研究者の「深い思いやりと心遣い」は、「綱領」の求める厳しい制限に対して、医学実験の許容範囲を拡張する意味をもつものであった。こうした「綱領」批判はひとりビーチャーだけのことではなかった。その点は、一九六四年に世界医師会によって採択された「ヘルシンキ宣言」にもよく現れている。

「ヘルシンキ宣言」では、「綱領」が見逃していた治療的臨床研究と非治療的臨床研究の区別が導入された。この区別をしなければ、たとえば、新しい治療法を重度の精神障害を負う者や子どもに対して試みることは、同意が得られない以上、断念しなければならないことになってしまう（市野川 1998, 314ff）。これに対して、「宣言」は医師の治療的研究の権利を主張した。「病人の治療にあたっては、医師は、救命や健康の回復や苦痛の軽減を期待できると判断したときには、新しい治療的手段を自由に使用できるのでなければならない」。研究と治療という区別は、実験に対する医師の権利を確保する手段でもあった。

こうして、「綱領」が強く求めていた同意原則は大幅に弱められる結果となった。「ヘルシンキ宣言」では同意原則はもはや第一の要件としては認められていない。研究に携わるのは治療する医師である。研究者が最善の治療過程の判定者に他ならない。その判定者の判断によっては、同意は省かれうる。しかも同意は被験者だけではなく、その法的代理人によるものも有効である。強調はあくまでも科学者としての医師の責任にあった。この「宣言」は、ジョンセン（JONSEN 1998, 136）がいうように、「研究倫理の本質は研究者の誠実さと警戒にある」という当時の専門家の多数意見を忠実に反映したものであった。

この点に関しては、ビーチャー自身の一九七〇年の証言がある。

「ニュルンベルク綱領は法の要求の厳格な命令を提示している。……これに対して、ヘルシンキ宣言が提示するのは一連の指針である。これは倫理的文書であって、法的文書である綱領に対比される。そのためニュルンベルクで定式化されたものよりははるかに広い範囲で有益な道具となっている。……ごく最近まで、西洋世界はニュルンベルク綱領を西洋の信仰箇条として押しつけようという脅威にさらされてきた。ヘルシンキ宣言とともに、こうした恐れは今や過去のものとなった」（ANNAS 1992, 205）

「ニュルンベルク綱領」は法律家の手になるもので、あくまでも戦争犯罪を裁くためのものであった。それは、医学研究の現状にそぐわない。それどころか、正常な医学にとって脅威である。確かに、被験者の人権を無視するような非倫理的な医学実験は許されない。その点では、被験者の同意という原則の精神は認める必要がある。しかし、その精神とは被験者の利益の保護という点にあるはずである。その利益は、被験者を法的同意能力のある者に限定することでは守られない。被験者の利益の判定はあくまでも専門家にのみ可能である。人体実験では、医学研究者の判断と責任が求められている。良心的な医学研究者には自由に新しい治療手段を用いる権利が保証されるのでなければならない。それを法的に外から規制しようとするのは、的外れな素人判断である。門外漢は自由で良心的な医学研究の世界には不必要である。これが、治療と研究を区別し、もっぱら研究者個人の「深い思いやりと心遣い」に期待するビーチャーの立場の意味であった。

しかし、ビーチャーの立場はどれほどの説得力をもちえたのであろうか。ビーチャーの「倫理学と臨床研究」は、非倫理的な人体実験という「広範囲にわたる習慣」を指摘しながらも、他方では、「米国の医学は健全だし、そこにおける進歩の大部分は健全な形で達成されてきた」と語っていた。この評価についてカッツは、当初から疑問を抱き、その点をビーチャーにも質したという（KATZ 1993, 34）。「倫理学と臨床的研究」では、広範囲にわたる習慣が医学研究の周辺部ではなく、「指導的な医学部、大学病院、私立病院、政府の軍関係施設（陸軍、海軍、空軍）、政府の研究所（NIH）、退役軍人援護局病院そして産業界」（BEECHER 1966a, 1354）にいきわたっていると語られていたからである。カッツとビーチャーとの間には、同じ医学博士の学位をもちながらも、法学部に属す者と医学部内部にいる者との判断の違いがある。カッツの場合、外部からの規制が避けがたいと判断され、そのあり方が厳密な同意原則を中心に模索されることになる。カッツは半ば外の世界にいる人間であった。確かに、ビーチャーが良心的科学者の立場から危機意識をもっていたことは疑いえない。非倫理的としかいいようのない人体実験が横行していた。しかし、それは良心的科学者の危うさを示すに十分すぎる事実ではなかったのか。ビーチャーにも判断の迷いがあったとカッツは述べている。だが、結局ビーチャーは、研究者個人の高潔さに期待する「伝統的な研究倫理」の立場に固執した。そこには大きな見込み違いが含まれていた。米国ではさまざまな実験規制が試みられ、「ヘルシンキ宣言」も一九七五年には「独立した委員会」による審査を盛り込んだ大幅な修正を余儀なくされる。[22] 研究者個人の良心だけでは、もはや不十分なのである。

医学における人体実験の必要性を認めるとすれば、確かに「ニュルンベルク綱領」の要求はそのままでは実験の実態とかけ離れているといえるであろう。また、自発的同意の絶対性という概念自体も無垢ではありえない（Cf., 市野川 1993, 317ff.）。しかし、研究と治療とを峻別し、専門家の良心をいうだけでは、実験は倫理的とはなりえない。それを事実が示している。さらに新たな手立てが求められなければならない。その点の認識がビーチャーには欠けていた。ビーチャーの「倫理学と臨床研究」は、ロスマン（ROTHMAN 1991, 84）がいうように、「内部告発の強みと弱み」をあわせもつ論文であった。だが、その弱みはそもそもどうして生まれたのか。新たな手立ての模索を追う前に、人体実験の問題をめぐる議論をさらに遡ってみなければならない。

4　科学的な人体実験の登場：ベルナールとボーモント

実験とは、広くいえば、求める結果や目的が得られるかどうか不確かな場合に、確かめる手続きを指す（Cf., MCNEIL 1998, 369）。特定の患者に対する医療行為の効果を厳密に考えると、個人差がある以上、確率的にしか予想しえない。そうした不確実性を考えれば、通常の医療そのものが不断の人体実験である。このことは、それこそヒポクラテスの昔から意識されていた。また、人体実験の歴史も医学とともに古い。新しい薬や療法は最終的には人体実験で確かめるしかないことも、早くから認識されていた。(23)人体実験は医学と本質的に不可分の関係にある。

とはいえ、医学に科学的実験的手法が組織的に導入されるのは、一九世紀以降のことである。変化の始まりは、一八世紀末のパリの病院に求められるかもしれない。(24)そこでは、疾病を特定の器官や組織の病理学的変化として見ることが始まっていた。その後、一九世紀における変化はめざましい。細胞を基礎とする生理学や病理学、新しい病因論、聴診器や体温計といった医療機器、さらに統計学的手法による効果の測定などである。医学はしだいに科学的な体裁を整え、医学実験が大きな役割を果たすことになる。アートとしての医学から科学としての医学への変化である。そうしたなか、一八六五年には、有名なクロード・ベルナールの『実験医学序説』が刊行された。それは「十九世紀中庸の進歩的な医学者のコンセンサスを最適任者の一人が平明に表明したもの」（川喜多 1977, 下785）であった。そこに認められる人体実験の倫理に関する古典的な宣言は、ビーチャーに直接つながっている。

ベルナール（BERNARD, 149-155; 邦訳 165-174）は、医学が実験の連続であることをはっきりと自覚していた。「内科医は病人に対して毎日治療的実験を行ない、外科医もまた手術を受ける者に対して毎日生体解剖を実行している」からである。しかも、生体解剖なしには生理学も実験医学も成立しえない。「人間や動物がいかにして生きているかということを知るためには、多くの人間や動物が死ぬのを見ることが不可欠である。生命のメカニズムは死のメカニズムの認識によってはじめて解明され、証明されうるからである」。しかし必要不可欠だとしても、人体実験には何らかの弁明を要求するところがある。医学が人体実験を通常の医療がそうであるという意味をこえて必要としてきたことは歴史の示すとおりである。しかし、過去の実例をあげるだけでは足りない。「人間に対して実験と生体解剖を行う権利」を明らかにしなければならない。こうして、ベルナールは生物に特有の実験を論じる際に「生体解剖」について語ることになる。

ベルナールはまず人体実験の権利とその限界について次のように宣言している。

「われわれには人の生命を救うとか病気をなおすとか、その他その人の利益となる場合には、いつでも人間に対して実験を行なう義務があり、したがってまた権利もある。内科および外科における道徳原則（le principe de moralité）は、たとえその結果がいかに科学にとって有益であろうと、すなわち他人の健康のために有益であろうと、その人にとっては害にしかならないような実験を、決して人間に対して実行しないということである」（152; 邦訳 167）

人体実験の義務と権利は被験者自身の利益を根拠とする。それが害となる実験の禁止に結びつく。科学の利益、すなわち他の人々のためにという理由は、当の被験者の利益にはかかわらない以上、人体実験の義務と権利を構成しない。この原則は、いうまでもなく、ヒポクラテス以来の伝統的な医の倫理原則を人体実験に適用したものである。いわゆるヒポクラテスの「誓い」は「私が自己の能力と判断とに従って医療を施すのは、患者の救済のためであり、損傷や不正のためにはこれを慎むでありましょう(25)」と述べていた。医療は患者の救済を目的とし、害を与えてはならない。それが「無加害優先（*primum non nocere*）」あるいは「害を与えることなかれ（Do not harm）」と要約され(26)、医の倫理の根本精神を示すものとされてきた。パターナリスティックな恩恵原則と無加害原則が伝統的な医の倫理を構成していた。これをベルナールは人体実験の道徳的な原則として採用したのである(27)。

ベルナールはさらに同じ原則を動物実験の問題にも適用し、動物実験を行う「完全に絶対的な権利」を主張する。「一方においては各種の日常生活の用のために、あるいは家畜用としてあるいは食料品として動物を用いる権利があるのに、他方においては人類のために最も有益な科学の一つにおいてこれを研究に供することを禁じているとしたら、これは実際きわめて不合理なことといわねばならない」。そして、「ある人間を対象に実験することは、その人間自身にとって危険であれば、その結果がたとえ他の人々にとって有益であろうと、不道徳的であると考えなければならないが、動物を対象に実験をする場合は、いかに動物にとって苦痛であり、また危険であろうと、人間にとって有益であれば、あくまで道徳にかなっている」と結論される。無加害優先があてはまる人間の場合とは違って、動物実験は人間にとっての有益性によって肯定される。ここで重要なことは、先行実験としての動物実験の役割である。

「われわれはまず他の生き物を犠牲にした後ではじめて、生き物の死を救うことができる（l'on

ne peut sauver de la mort des êtres vivants qu'après en avoir sacrifié d'autres)。人間についても十分実験を行わなければならないことは当然である。ところが残念なことには、医者はしばしばまず動物について用意周到な研究を完了する前に、人間に対して危険な実験を最初から行なっている。多少危険性のある治療薬または激しい医薬をあらかじめ犬について実験を行なうことなしに、ただちにこれを病院内の患者に施すことが道徳的であるとは、どうしても私は認めることができない」（153; 邦訳 169-170）

生物の死を救うためには、犠牲が必要である。ベルナールは人体実験に対して動物実験を先行させる手続きを明示した。

こうした『実験医学序説』の主張には、人体実験をめぐるさまざまな議論の先駆形態を認めることができる。人体実験を正当化するのは患者の利益であって、科学の利益のためではない。これはビーチャーが強調していたところであった。また動物実験の先行という原則は「ニュルンベルク綱領」も採用していた。ベルナールの場合、その主張を支えるのは医学研究者と医師、実験医学と治療との連続性の意識である。実験医学者は病床の傍らで傍観しているだけの単なる生理学者ではない。医学実験に携わる研究者は、同時に、「病人を助けられる」のでなければならない（295; 邦訳 342）。実験医学者は、健康や病気のメカニズムを決定する生理学的要因を明らかにすることによって、「生物の法則を認識するにいたり、その発現を調節する」（292; 邦訳 338）。こうして、人の生命を救ったり、病気をなおしたりすることが真に可能となる。これがベルナールの信念であった。それは同時に、実験医学者と被験者との間に、ある種親和的な関係を可能にする。実験医学者が患者に対する医師でもあるとすれば、被験者との間に病気の治療という同一の目標を設定できるからである。研究と治療とはつながっている。ベルナールが伝統的な医の倫理の原則を人体実験の原則として採用できた理由の背景には、ひとまずこうした連続性の意識と目標の同一性が指摘できるであろう。被験者に対する実験医学者は同時に患者に対する医師でもあった。それが無知な医師による非道徳的実験に対する非難に結びついている。

しかし同時にベルナールは、科学的医学が医療の場の親和的関係に裂け目をもたらすものであることも自覚していた。ベルナールが語る科学研究者と「世俗の人間（un homme de monde）」や「科学思想に無縁の人たち（les hommes étrangers aux idées scientifiques）[28]」との「思想（idées）」の相違である（154; 邦訳 171）。もちろん、伝統的な医の倫理の考え方も、医師と患者との立場の大きな違いを前提とするものであった。その違いが恩恵原則と無加害原則を柱とする医療パターナリズムという形をとる。医療とは医師が「自己の能力と判断とに従って施す」ものであった。この伝統的な医療パターナリズムのもとでは、違いはあくまでも親と子のそれとして理解され、なおそこには家族的な親和的関係の成立する余地を残していた。その点は、ウィリアム・メイが描写した「親イメージ」としての医師像、特に家庭医のイメージに典型的に示されている（MAY 1983, 37ff）。その親和性ゆえに、医療をめぐる道徳的ディレンマは医師のみに委ねられた。それに対してベルナールが語るのは、関係の親和性を否定する断絶である。

「先にこの『序説』の別のところで、科学において、事実に価値と意味を賦与するものは思想である（dans la science, c'est l'idee qui donne aux faits leur valeur et leur signification）といったが、道徳についてもまったく同様、万事についてもまったく同様である。物質的にはまったく同一な事実も、それに賦与する思想によってはまったく正反対の道徳的意味をとることもできる。たとえば……外科医も生理学者もネロ皇帝も、生物を切り刻むことに専心している点はまったく同一である。彼らを区別するものは何であろうか、もしもそれが思想でなかったならば。……生理学者は世俗の人間ではない。彼は科学者である。自分が追求する科学的思想に専心没頭しているところの人間である。彼はもはや動物の叫び声を耳にしないし、混々として流れ出る血をも見ない。彼はただ自分の思想（son idée）をみつめ、また、自分が発見しようとする問題を深く包蔵している生物を眺めているのみである」（154; 邦訳170-171）

科学的事実はそれ自体として価値と意味が決まっているのではない。価値と意味は思想によって与えられる。思想が違えば、事実の価値も意味も変わってくる。思想を異にする科学者と世俗的な人間（そして、経験主義の医師）とでは、価値の世界の同一性は成り立たない。生体解剖を科学的に有意味な実験として理解しうるのは、実験医学者だけである。それ以外の人々は縁なき衆生、異邦人

（étrangers）に他ならない。生体解剖が常に「偏見をもつ者たちと誹謗する者たち」につきまとわれてきたゆえんである。そうした思想の異なる人々が相互に理解しあうことは不可能である。とすれば、「生体解剖に関するあらゆる議論は、すべて無益であって、またばかばかしい」と断ぜざるをえない。「このようにたがいに相異なった思想で事実を判断している人たちがいつか一致しようなどとは、どうして考えることができようか」。そこにはもはや親和的な関係が入り込む余地はない。ベルナールの場合、医学研究者は単純には医師に重ならない。その点は、経験主義の医師に対する徹底した批判にも見てとれる。実験医学の登場は医療の場に異邦人の関係を出現させる。そこに科学者の良心が強調される理由があった。

ベルナールの実験医学者は孤絶している。科学研究者の世界がそれ以外の人々の世界とは異なるとすれば、科学研究者にとって残るのは自らを頼むことしかない。ベルナールは科学研究者の良心にたどりつく。「すべての人を満足させることは到底不可能なのであるから、科学者（le savant）は自分を理解する科学者の意見についてのみ顧慮し、各自の良心（sa propre conscience）から行為の規範を引き出せばよいのである」（154-155; 邦訳 172）。人体実験の道徳的意味について考えることができるのは、実験に価値と意味を与える科学者だけである。もちろん、理解を共有する他の科学者の見解による吟味は必要であろう。だが、最終的には、人体実験の権利の道徳的な拠り所は科学者個人の良心に求める以外にはない。科学的世界を構成するのは、個々の科学者の思想だからである。人体実験の倫理は科学者自身の内に規範を要求する。

しかし人体実験は科学者の世界だけにかかわるのではない。被験者なしには実験は成り立たない。この異邦人に実験の理解を期待することは不可能であった。科学者の世界と被験者の世界はほとんど触れ合うことがない。かろうじて治療という同じ目標があるだけである。二つの世界にかかわる行為を正当化する手がかりは、そこにしかない。こうして、人体実験の義務と権利の根拠は被験者＝患者本人の利益に求められた。患者のためにという原則は、親和的な響きを残している。しかし、そこに想定されている関係に親和性は見られない。実際、ベルナールの場合、患者自身の利益という理由は、人体実験の義務と権利がいわれるとすぐさま、無加害優先の原則に縮約されてしまう。たとえば、死刑囚や末期患者に対する実験についての議論である。

ベルナールは、歴史書に語られてきたような、赦免を交換条件に囚人を対象に危険な実験を行うことには明確に反対する。「近代的な道徳思想はこのような試みを排斥する」。しかし、死刑囚や末期患者に対する実験は、「実験を受ける人に対して何らの苦痛を与えず、何らの不都合をもひき起さない限り、十分許されてよいように思う」。「この種の実験は科学にとってきわめて興味があり、同時にまた人間に対して行うことではじめて確実なことがいえる」というのが理由であった。死が避けがたい場合、患者自身にはいかなる利益も期待することはできないだろう。だが、同時に、何らの苦痛も生じないのであれば、いかなる害も生じない。

「キリスト教道徳は、ただ一つのことを禁じている。それは隣人に害を加えることである。したがって人間に対して試みることのできる実験の中で、ただ害のみを生ずるようなものは禁ずべく、無害のものは許さるべく、益となりうるものは奨励さるべきである」(153; 邦訳 169)

生体解剖をめぐるベルナールの議論は、患者の利益だけが実験の義務と権利を生むというところから始まっていた。その原則を適用すれば、患者にとって直接的な利益が期待しえない実験はすべて禁止されるはずである。そこにはまだ医師の親和的な配慮の働く余地がある。しかし実際に禁止されたのは、無加害原則に反する場合だけであった。ベルナールの場合、現実の科学者の良心が従うべき規範は縮約された無加害原則である。この原則に反しない実験は、科学的な利益を理由に肯定される。ここには、医学研究者と医師との間のずれを見ることができる。それは実験者側から見た場合、被験者と患者との間のずれでもある。こうしたずれの下で無加害原則が縮約されてしまえば、個人の利益は科学の利益の前に簡単に凌駕される。「われわれはまず他の生き物を犠牲にした後ではじめて、生き物の死を救うことができる」。研究者の「思想」からすれば、そこに問題はない。しかし、それは医師の「思想」を越えている。こうして、治療的実験は研究的実験へとずれ込んでいくことになる。それは医学そのものが異邦人の関係を出現させた不可避の結果であった。ビーチャーが説いた研究者の良心の背景には、そうした関係のもとにある科学的医学の登場を見る必要がある。と同時に、ベルナールの議論には、良心の危うさも現れているというべきである。その危うさゆえに、患者の同意という概念も呼び出されることになったと思われる。米国の医師ウィリアム・ボーモントの場合をあげておこう。

ボーモントは医学実験の際の責任を明らかにするべく、一連の綱領を作り上げた。『実験医学序説』よりもはるかに早い一八三三年のことである。ここではすでに、治療的な範囲をこえる実験がはっきりと視野におさめられている。その綱領は人体実験の必要性の確認から始まり、実験を成立させる条件と研究者の適格性を列挙している。「この規則は米国というよりも、おそらく世界ではじめての実験綱領」（フェイドン・ビーチャム 1994, 335）であった。そして、実験に関しては「被験者の自発的同意が必要」（第四項）であり、「被験者が満足できなくなった場合には、計画は放棄されなければならない」（第六項）ことが明記されている（GRODIN 1992, 125）。ここに初めて、自発的同意が非治療的な実験を可能にする条件として明示された。それはいわば思想のまったく違う異邦人を取り結ぶための手だてであった。

しかし、この綱領は、ボーモントの有名な「消化の生理学」研究を正当化するために編み出されたものでもあった。なるほど、それは正当化を要するような実験であった。ボーモントは銃で胃に穴のあいたアレクシス・セント・マーチンを懸命に治療した。しかし、胃にはその内部が直接観察できる穴が残った。そして研究が始まり、後には書面で契約が結ばれた。セント・マーチンは「契約奉公人」として部屋と食事、それに年一五〇ドルを受け取り、代わりにボーモントはセント・マーチンの胃を使って実験するという契約である。だが一〇年にわたる実験の間、セント・マーチンはたびたび脱走を企てたという。提示された綱領と現実の人体実験との落差は明らかである。しかしボーモントは自らを「謙虚な真理の探究者、単なる実験家」と任じていたし、その研究も胃の消化活動を解明したものとして賞賛されはしても、非難されることはなかった[29]。契約文書の存在が、ボーモントにとって実験の正当性を保証するものであったかもしれない。だが非治療的な実験の条件が明示され、文書があるからといって、それだけでは十分な保証とはなりえない。それをこの消化実験は示している。

ボーモントの例に見られるように、研究者たちの非治療的実験への意欲は、一九世紀に入ってから高まり、かなり荒っぽい実験も生むようになっていく。たとえば、末期患者を被験者として行われた細菌の感染実験や放射線の照射実験である。そのため、一九世紀末から今世紀初頭にかけて、米国では医学実験の規制法案が議会に提出され（Cf. JONSEN 1993, 127-129）、二〇世紀初頭には、囚人や末期患者を対象に欧米で行われた人体実験を告発する文書も登場している[30]。にもかかわらず、第二次世界大戦以前においては、まだ問題はそれほど大きくとりあげられることはなかった。実験の多くはベルナールが示唆したように治療的なものであったし、直接治療的でない場合でも、ロスマンの言葉（ROTHMAN 1991, 30）を使えば、医学実験は「家内工業（cottage industry）」の段階にとどまっており、ささやかな規模のものが中心であったといえるからである。大部分の実験は、研究者個人個人が特定の薬剤を隣人や近親者、あるいは自らに対して試みたものであった。ヨナスがいう「科学者集団の自己徴募（self-recruitment of the scientific community）」（JONAS 1974, 120; 邦訳 113）的な考え方も色濃く残っていた。しかし、第二次世界大戦によって、人体実験はこうした家内工業の段階を脱し、「国家計画（national program）」へと移行する。

5　戦時体制下の医学研究：ＣＭＲ、そしてＮＩＨ

ロスマンは米国における医学実験が家内工業の段階から国家計画の段階へと変貌する過程を詳しく跡づけている。その背景には戦争があった。ロスマン（ROTHMAN 1991, 30-69）によりながら、その間の事情を簡単に追っておこう。

第二次世界大戦が始まった二年後の一九四一年、米国大統領フランクリン・ローズベルトは戦争遂行のために「科学研究開発局（the Office of Scientific Research and Development）」を設立し、その下に兵器開発部門と医学研究部門ＣＭＲ（医学研究委員会、the Committee on Medical Research）をおいた。ＣＭＲは戦争遂行にともなう健康問題の解決を目的として、米全土の医学研究を統括することとなった。当時特に注目されていたのは赤痢、インフルエンザ、マラリア、外傷、性病、睡眠障害などである。いずれも直接兵士の戦闘能力に影響するものであった。大戦中、ＣＭＲによって勧告された実験計画は六百におよび、国家予算から当時としては破格の二五〇〇万ドルが投下された。このＣＭＲの活動によって、米国の医学実験は連邦全体にわたって遂行される国家計画へと決定的に変貌する。各々の疾病の専門家からなる研究チームが組織され、一定の研究計画に従って同時にいくつかの施設や病院を対象にして大規模な実験が試みられた。

医学における実験は、とりわけ一九世紀末以降の感染症研究の目覚ましい進歩によって、すでに新しいタイプの実験を必要とするようになっていた。たとえば、米国における黄熱病研究である。一八九八年の米西戦争の影響もあって、米国では黄熱病に研究者の関心が集まり、さまざまな形での実験が二〇世紀初頭にかけて行われた。なかでも、米軍医師団のウォルター・リードによる黄熱病の蚊媒介説実験が有名である。死亡者も出た同僚間での実験の後、リードは米国軍人、さらにはスペイン系労働者に志願者を求め、実験を続行した(31)。ここには、治療を目的としない実験に対する自発的な実験志願者という概念がはっきりとしたかたちで登場している。また、一九一二年のロック・フェラー研究所の野口英世の「ルーエチン」実験にも見られるように(32)、第二次大戦前にも多数の研究者の協力による大規模な非治療的実験は出現していた。しかし、国家的な規模で実験がつぎつぎと実施されるのは、CMR設立以降のことだといわなければならない。

CMR設立当初問題となった赤痢の場合を見てみよう。赤痢に対しては予防接種、ワクチンの開発が急務であった。だが、開発は困難が予想された。赤痢は多様な環境で発生することから、さまざまな細菌の関与が疑われたからである。そこで、まず動物実験でワクチンの開発を試み、ただちに人体実験に移す計画が立てられた。被験者は施設入所者、精神遅滞者と軍人関係の孤児が選ばれた。精神遅滞者は通常とは反応が異なる可能性があるということで被験者としての適格性が劣るという意見もあった。しかし、施設はその衛生状態の悪さから赤痢が蔓延することが多く、実験場所として最適であった。もちろん、家族にも実験のことは知らされなかった。開発された薬剤は強い副作用を引き起こした。研究者の間には副作用は可能な限り多量のワクチンを投与したためだという楽観論が支配していたが、腎臓障害によって死亡する者も出た。結局、安全で有効なワクチンは開発されず、一連の実験は失敗に終わる。[33]続いて、真珠湾以降、研究の中心は「日本軍よりも恐ろしい[34]」マラリアに移る。米国内にマラリアの患者はほとんどいなかった。そこでマラリアを発症させた実験が必要となる。実験の対象は、州立の精神病院と監獄が選ばれた。まずイリノイ州立精神病院の入院患者六〇名を対象にしたが、それに続いて囚人の志願者が求められた。『ニューヨーク・タイムズ』には、実験を「志願した」五〇〇人の囚人を国民全員による総力戦への参加として賞賛する記事が掲げられたという。

ＣＭＲの関与した実験はどのようなものであったのか。実験の中心は大規模な非治療的実験にあった。ＣＭＲの研究チームの立てた研究計画が全米各地の病院や施設で実施された。そこでは被験者自身の利益は問題ではなかった。研究者と被験者との間に成り立っているのは、「異邦人（strangers）」の関係であったとロスマンはいう。ベルナールが見て取った異邦人性は思想の違いによる相互理解の不可能性に由来するものであった。だが、ここでは相互理解の可能性などもはや最初から問題ではなかった。ここでの異邦人は顔をもたない。目指されたのは、他者の利益、米国軍兵士の健康、ひいては国家の利益である。それのみが研究者と被験者の関係を成立させた。事態の緊急性は被験者の同意といった時間のかかる手続きを省かせる。戦時において、実験への参加は、義務兵役と同様に、被験者の同意を必要とはしない。前線に立てない者も全体主義に対する戦闘、銃後の守り（the home-front effort）に参加しなければならない。国家なくして個人はない。国家の利益がすべてに優先されなければならない。囚人や精神遅滞者も応分の犠牲を払わなければならないし、喜んで実験に参加したはずだという雰囲気が支配した。ニュルンベルク裁判で証言したアイヴィーは医学実験に囚人を利用する理由を問われて次にように述べている。

「それは、良心的兵役拒否者を利用する理由と重なるところがあります。兵役拒否者は、他のところで何かの役に立たなくてはなりません。監獄の囚人は、実験のためにすべての時間を割くことができますし、厳密な監視下に置かれています。もしそれが医師や医学生だったら、他になすべきことがあり、病気になったら自分の仕事ができなくなります。それに対して、囚人は他にすることもなく、病気になったからといって、たいした影響はないのです」(アンブロセリ 1993, 111)

第二次世界大戦下の医学研究を支配していたのは、「何かの役に立たなくてはいけない」という戦時規則(wartime rules)であった。CMRはその規則に基づいて国家研究としての実験を推進した。しかも、実験の推進にはペニシリン効果というべきものが拍車をかけた。ペニシリンは一九四一年の段階ではまだまだ不足していた。しかし、一九四四年のノルマンディー上陸作戦までには全兵士に行き渡る。CMRが供給をコントロールしていた民間では、その効果が一種の奇跡として報道された。「医学研究は奇跡と見なされ、医学研究者は奇跡を起こす人と見なされた」。こうして、科学者集団の自己徴募という「気高い伝統」(JONAS 1974, 120; 邦訳 113)もすっかり影を潜めてしまう。医学研究者には「他になすべきこと」があるからである。「戦時体制は不可避的に、義務論的立場ではなく、目的論的立場を促進する」（ROTHMAN 1991, 50）。

ただしロスマンは、CMRには被験者の権利を無視した高圧的な態度と事前の熟慮が混じりあっていたことも認めている。前者の例が赤痢、マラリア、そしてインフルエンザに関する実験であった。CMRは、人体実験が社会的に受容されそうな多くの場合には、戦時規則を優先した。しかし、批判が起こりそうな場合には、CMRは慎重な行動をとった。その典型は極寒実験など過酷な環境にかかわる研究に見られる。ここでは、アイヴィーが言及していた良心的兵役拒否者が実験の志願者となった。彼らを把握する徴兵局が組織的に呼びかけたからである。自発的な志願者による実験は順調に進んだ。同じ手順は、CMR内部でも議論のあった淋病研究でもとられている。そこでは、囚人の間に志願者が求められた。ここには、ナチスの人体実験の場合との大きな違いを見ることができる。とはいえ、ニュルンベルク裁判が明らかにしたナチス・ドイツ、レオ・アレクザンダーが「有用なことは正しいというヘーゲル的前提」（ALEXANDER 1949, 39）による医科学の支配の時代として描き出したナチス・ドイツとの相違は、あくまでも微妙であるように思われる。[35]

こうしたCMRの活動は大戦の終了とともに、その使命を終える。しかし、その活動によって敷かれた研究体制は戦後も続くことになる。むしろペニシリン効果と冷戦が、終わることなき病気との戦いに拍車をかけていた。医学研究の輝かしい成果はさらに発展させなければならないし、「国家計画」として組織的研究を続行することは、防衛戦略上、当然だと考えられた。その戦略の中心となるのがNIHであった。

ＮＩＨは一九三〇年に公衆健康局の研究部門が独立して作られた。当初、その活動はあまり目立つことがなかった。しかし大戦後にＣＭＲに代わって連邦の資金援助を統括することで、一躍ＮＩＨが米国の医学研究全体を取り仕切ることになる。米国での大学関係の医学研究にとって少なくとも一九六五年までは、ＮＩＨの管轄する連邦資金がほとんど唯一の財源であったからである。しかも、ビーチャーも「倫理学と臨床研究」で指摘していたように、連邦議会がＮＩＨに認めた資金は鰻登りで上昇していく。加えてＮＩＨは一九五三年に臨床研究センターを開設し、内部でも研究を開始する。センターはベッド数五百で、ＮＩＨ内の七研究所で研究の関心の対象となった患者を紹介で扱うことになった。研究は対照群を宗教団体などからの健康な志願者に求めて始められた。ＮＩＨは外部での研究を援助するだけではなく、センター内でも活発な研究を展開し、基礎医学を中心とする全米の研究者たちのほとんどを養成していくことになる。米国の医学研究が生物医学的な基礎研究を背景に世界をリードする現在の体制は、ＣＭＲをＮＩＨが引き継いだことにその淵源を求めることができる。国家計画としての医学研究の体制である。

医学における人体実験は、第二次世界大戦中にＣＭＲとともに、家内工業の段階から国家計画へと質的に大きく変貌した。ＮＩＨはそうして変貌した医学研究の体制をさらに推進していくことになった。それは人体実験に関する戦時規則の継承をも意味した。こうして第二次大戦後の医学研究には、大戦が出現させた異邦人の関係がその支えを失ったにもかかわらず、そのまま残された。戦時という緊急事態によってのみ許されるはずの事態が、個人をこえた科学の進歩という理由によって許される。

そこに、ビーチャーの「倫理学と臨床研究」で指摘した問題が生まれる最大の原因があった。確かにビーチャーがあげた実例に登場する研究者の大部分は、大戦時に中心となった研究者たちの次の世代に属していた。しかし外部的には冷戦構造が残り、内部的にはニュルンベルク裁判の洗礼を受けることのなかった米国では、戦後の医学研究と教育は基本的に大きな変更を迫られることはなかった。しかも「業績か、さもなくば消滅か症候群」が拍車をかけた。それがビーチャーに危機感を抱かせる事態を生んだのである。

6　「倫理学と臨床研究」以後：NIHとFDAの対応(36)

一九七〇年の場合、NIHが連邦議会から認められた研究費は一五億ドルで、一万一千件の研究を援助したが、うち三分の一が人体実験を必要とするものであった（ROTHMAN 1995, 2252）。

NIHは人体実験に対してどのような対応をとったのだろうか。NIHの臨床研究センターが設立されたとき、「患者の福祉がすべての事柄に優先する」ことが明言され、翌年には臨床研究委員会が設置されていた。臨床研究委員会が明白な危険を理由に申請を認めなかったこともあった。しかし基本的には、研究者が自分で問題を感じて申し出なければ委員会は開かれなかったし、人体実験に関して明確なガイドラインや手続きが定められていたわけでもなかった。患者の福祉については、個々の研究者の判断とその専門家としての良心にまかされた。ビーチャー流の伝統的研究倫理の考え方がN

ＩＨ全体を支配していた。また外部の資金援助の対象となった研究についても、ＮＩＨは積極的なガイドラインを定めなかった。ガイドラインは伝統的な研究倫理の考え方にはなじまない発想であった。そうしたところに、ビーチャーの「倫理学と臨床研究」が登場した。

ビーチャーが非倫理的人体実験としてあげた実例は、米国における医学研究の「逸脱例」として単純に非難すればすむ態のものではなかった。それは、ビーチャー自身も認めていたように、「広範囲にわたる習慣」であって、むしろ「正常な医師・科学者」の研究がどのような形で行われているのかを示すものであった。二二の実例のうち、ＮＩＨが資金援助したものが五、臨床研究センターでのものが三であり、その他も多くは公的な資金援助を受け、医学部の病院や研究所で行われていた。実験の中心となったのも、むしろ「一流」の医学研究者たちであった。ウィロー・ブルック事件のクルーグマンやブルックリン・ユダヤ人慢性疾患病院事件のサウタムにしても、例外ではない。クルーグマンは七二年にマークル財団ジョン・ラッセル賞、さらに八三年には米国ではノーベル賞に次ぐとされるラスカー賞を受賞しているし、保護観察処分の対象となったサウタムは六八年に米国ガン研究協会の会長に就任している（ROTHMAN 1991, 76-77）。ユダヤ人慢性疾患病院事件が表沙汰になった直後の六四年の『サイエンス』の記事によれば、サウタムの研究はすでに有力誌に少なくとも一八編の論文を生み、世界中の専門家のシンポジウムでその「最も有望な」実験の科学的意義が活発に論じられていた。(37) スキャンダルを一部の逸脱としてかわすことは不可能であった。

ＮＩＨはいち早く政策的な対応に動いた。スキャンダルは議会からの圧力を生み、統括している予算の削減に結びつく可能性があったからである。ＮＩＨでは、五五年から六八年まで所長を勤めたジェイムズ・シャノンが、早い時期から危機感を抱いていた。それが、一九六四年にユダヤ人慢性疾患病院事件が公けになったのを受けて、従来の方針を見直す作業を本格的に始めることになった。研究開発担当の副所長のロバート・リヴィングストンを長とする委員会が作られ、機関内に研究審査委員会の設置が必要だという結論が出された。その委員会の審査対象は被験者の権利と福祉の擁護、インフォームド・コンセントの適切さ、危険と利益とのバランスにあった。機関内審査委員会（IRB, Institutional Review Board）として知られることになる制度の出発点である。リヴィングストン委員会の報告を受けてＮＩＨは、研究審査委員会の設置を義務づける新しいガイドラインを作成する。ＮＩＨを傘下におさめる公衆衛生局長名で出された「人を被験者とする臨床研究」である。この通達は、連邦の研究費援助の対象を審査委員会による保証を受けた研究に制限することを明らかにした。審査委員会は研究には直接かかわらない機関内の同僚から構成される。各研究者はあらかじめ研究計画書を委員会に提出し、その審査を受けなければならない。研究計画に含まれる人体実験が被験者の害とならず、被験者の権利が十分保護されていることが委員会によって確認されなければ、研究者は連邦の研究費を申請できないことになった。申請できなければ、研究は断念せざるをえない。実施は、ビーチャー論文の出る一九六六年からとなった。米国の場合、この通達が一九七四年に連邦健康教育福祉省による包括的な連邦規制へとつながっていく。こうして、人体実験を対象とする規制が実現されることになった。[38]

しかし、ロスマン（ROTHMAN 1991, 91-92）などは、NIHの改革は、もっぱら研究者相互の監視体制、レヴューのあり方に焦点を合わせたものであったと批判する。もちろん、適切なインフォームド・コンセントの確保は委員会の重要な審査対象であった。しかし、被験者の同意についての言明は明確な規定を欠くものであった。被験者の同意原則については、むしろ懐疑的な態度がとられていた。医学研究の高度の専門性、医学実験の複雑性が大きな理由であった。だが、こうした批判にもかかわらず、NIHの示した政策的対応は、研究者たちにも同意原則の重要性を再確認させる大きな意味をもっていたことは否定できない。

ロスマン（*Ibid.*, 91-92）は、NIHと対照的な対応として、FDA（連邦食品医薬品局、U. S. Food and Drug Administration）の場合をあげている。確かに医学研究を支援し、推進することを主目的にするNIHと医薬品の監視を任務とするFDAとでは、問題への対処は大きく異なっていた。医薬品に対するFDAの監視体制の強化については、すでに法の修正が六〇年代初頭に行われ、同意を原則とする方向が示されていた。しかし、その修正案は、激しい議会での応酬の結果、医薬品の価格に焦点を合わせたものになっていた。それも、サリドマイドがFDAの一職員の判断で米国では大きな薬害をもたらさずにすんだことが公けになって、かろうじて成立した。研究の規制には激しい抵抗があったのである。(39)

しかしFDAは、六六年八月ビーチャー論文の発表に続く形で、(40)「人間に対する研究的な新薬の使用おける同意に関する政策についての発表」を行う。そこでは、同意に基づかない非治療的な実験の禁止がうたわれていた。ＦＤＡには、研究者の立場を中心とするＮＩＨと異なって、消費者としての患者という観点が強く働いていた（ROTHMAN 1991, 93ff.）。そのため、ＦＤＡでは求められる同意の内容が明確に規定されることになる。非治療的研究の禁止と同意の明示、このＦＤＡの方針は大きな影響をもつものであった。ただしＦＤＡの方針は研究と治療との区別が十分とはいえないものであったし、同意の原則についても「例外的な場合」を認めていた。医師が患者とコミュニケーションがとれないような場合や、患者の病状に重大な影響を与えるおそれのあると医師が判断した場合は同意をとらなくともよいとされていた。これが、後にラムジーの批判を生むことになる。ロスマンのようにＮＩＨとＦＤＡを単純に対比させることには無理がある。しかしＮＩＨとＦＤＡによる対応は従来の研究倫理に基づく体制を大きく転換し、具体的な研究にも影響を及ぼす力をもっていたことは疑いえない。そこには、従来にない考え方がはっきりと現れていたからである。

ＮＩＨの対応をとってみよう。そこには、研究者個人の良識に期待するだけでは不十分だという研究者側の認識が示されている。それが機関内審査委員会の設置に結びついた。個人の良識から集団的な相互監視体制へという転換である。これは画期的な制度的転換であった。その点は、先にも触れた独立委員会による審査を求めた「ヘルシンキ宣言」の改訂が一九七五年であったことからも明らかである。こうして、人体実験を含む研究については、事前にその倫理性について機関内の審査委員会の承認を受け、そのことを明記できなければ、研究結果の発表もできないことになった。これは現在では国際的に認められている習慣となっている。

従来、基本的には、理解をともにする科学者の意見を顧慮する必要は研究の後にしか生じなかった。研究は自由でなければならない。他の研究者による審査が要求されるのは、自由な研究の結果に対してであった。結果の評価は同じ世界の住人である同僚の審査によってのみ可能である。しかし、ビーチャーが「倫理学と臨床研究」の終わりで述べていたように、「実験が倫理的であるかないかはその開始の時点で決まる。実験がその後で倫理的になることはない」。だがその点について、ビーチャーのように、科学者の良心に期待し、「実験結果の公表にあたっては、道徳的な適切さが遵守されたことを誤りなく明らかにする必要がある」というだけではもはや十分ではない。そのことを「倫理学と臨床研究」の実例はビーチャー自身の意図を裏切って示したといえる。戦時体制下に生まれた国家計画としての医学研究という新しい事態は新しい対応を要求する。そこに生み出された新たな異邦人間の関係に対処するには、専門家集団への何らかの規制が必要である。このことを広く実感させた点に、「倫理学と臨床研究」の意義を認めることができる。

しかし研究者個人の良心から研究者集団による監視体制へというだけでは、話は終わらなかった。異邦人は顔をもつことを要求する。新しい医学研究を研究者集団内部でコントロールしようという方向は、さらに外の者自身が医学における意思決定の場へ登場するように促すことになる。それは問題が人体実験の場面から医学全体へと拡大することでもあった。変化が内からだけではなく、外からも生まれつつあった。というよりも人体実験の場面以外でも、内の力が外の力を引き出すのである。その点は、次章で追うことになる。その前に、人体実験の問題に神学者や哲学者はどのようにかかわったのかを見ておかなければならない。

7　最初の哲学者：ハンス・ヨナス

人体実験の問題をめぐる一連の動きは、医学研究の専門家以外の人々を議論に呼び込むことになった。一九六六年から六八年にかけて、米国芸術科学アカデミーは人体実験問題の研究を組織した。ビーチャーがアカデミー会長のハーヴァード大法学部教授ポール・フロインドに働きかけたのがきっかけだとされる。医学や法学だけではなく、文化人類学、社会学、科学史や神学などさまざまな分野の専門家が参加し、二度にわたる会議が開かれた。刊行された会議の報告は、当時の人体実験をめぐる多様な議論を集約するものとなった。その一九六九年の報告集に、ハンス・ヨナスは「人間の被験者を使った実験についての哲学的考察」(JONAS 1974) を寄稿した。これは、一九六七年一一月の会議での講演をまとめたものであった。

ヨナスはフッサールやハイデガー、さらにはブルトマンのもとで学んだが、ナチスのユダヤ人迫害によってパレスチナに逃れ、第二次大戦中に英国軍下のユダヤ人レジスタンスに参加した。戦後米国に移り、当時ニューヨーク市立大学社会研究学部の哲学教授を務めていた。ヨナスの論文について、会議に出席していたハーヴァード大学衛生学部のウイリアム・キャランは「われわれは全員、まったく別の、本当に重要な何かに耳を傾けているのだということが、わかりました」と回想している

(JONSEN 1988, 78)。それは、人体実験問題への哲学者による最初の寄与であり、「人体実験の倫理学と生命倫理全体にとっての里程標」(*Ibid.*, 150) となる論文であった。

ヨナスは、医師・患者関係と医学研究者・被験者関係とを明確に区別している。考察されるのは、直接的な利益が被験者に期待できない非治療的実験の場面である。患者に対する治療的実験については、哲学的な問題はほとんどない。たとえば、次のように医師が患者に口に出したり、心の中でいったりする場合である。

「あなたの病状に対しては、知られている治療法はありません（ないしは、あなたは知られている治療法のどれにもよい反応を示しませんでした）。しかし、まだ研究中で有効性と安全性とに関して完全にはテスト済でないある新しい治療法が有望です。いちかばちかの冒険にはなるでしょうが、しかし、あらゆる点を考慮すると、私は、それをあなたに試みさせて下さることがあなたのためになるのだと判断します」(JONAS 1974, 128; 邦訳 121［以下、引用は谷田信一訳により、原文・翻訳の頁数のみを示す］)。

この場合、医師はあくまでも患者に対する医師として発言している。冒険が失敗に終わることはあるにしても、患者が実験台にされているわけではない。確かに、冒険の結果、他の患者に役立つような知見を医師が得ることはあるであろう。しかし、そうした研究上の利益は医師として患者に対した結果であって、付随的にすぎない。というよりも、医療が本質的に実験的とならざるを得ないことを考えれば、むしろそうして知見を蓄積することが医師には要求されている。ここに問題はない。もちろんヨナスは、すぐに見るように、患者を被験者とする際に生じる「詭弁の誘惑」を知らないわけではない。治療的実験と非治療的研究的実験とは複雑に絡み合っている。両者の関係は常に明確な区別を許すほど単純ではない。だが、問題となっていた多くの事例では明確な区別が可能であったし、区別が有効であったことも確かである。多くは「あなたのためになる」という視点を欠いた「いちかばちかの冒険」と断ずべきものであった。ヨナスは医学研究者の非治療的実験の問題に絞って議論する。

非治療的な人体実験は何が問題なのであろうか。人体実験のうちで、医学的実験はもっとも正当性の高いものである。にもかかわらず、そうした医学的な人体実験でさえ、常に何らかのやましさをともなうようなところがある。それが弁明を呼ぶ。すでにみたベルナールやボーモントの場合を思い出してみればよい。研究が生命あるものを対象とする実験を含むやいなや、純粋な知識の探求ということだけではすまなくなる。良心の問題が出てこざるをえない。生物実験は代替物ではなく、いつでも本物を使う。特に、医学研究の場合、動物実験を先行させるにしても、最終的には「人間が人間自身についての知識を提供しなければならない」。しかも、そこでは、人間が「単に働きかけられるだけの物（a passive thing merely to be acted on）」(107; 198) と化す。こうして、人体実験では、「人格の尊厳と不可侵性」という究極的な問題に行き当たる。

人体実験は他者に危害が及ぶ危険性や人間を単なる手段とすることから悪であるとされることが多

い。しかしヨナスは、そうした点に真の問題があるわけではないという。人を手段とすることはさまざまな場合に起こりうる。だが人を手段とするからといって、手段にされた人が端的な物になるわけではない。たとえば、単なる員数にすぎないような兵士の場合を考えてみよう。意志に反して徴用された兵士であっても、敵に応戦したり、苦難を堪え忍んだりすることはある。しかし被験者には、そうした行為の可能性による「人格性の補償（compensations of personhood）」（108; 99）はいっさいない。

人体実験が悪いのは、人間が端的に物、サンプルにされる点にある。被験者は「物件性（thing-hood）」を甘受しなければならない。人体実験をめぐっては、一方には人間を物として扱うべきではないという義務があり、他方にはそうした扱いをますます要求するさまざまな理由がある。こうして、価値の純粋な衝突という本質的に哲学的な対立が生まれることになる。ヨナスによれば、この対立は単なる同意によっては解消されない。人体実験が要求する人格の尊厳と不可侵性の放棄は、同意によって許されるほど気楽な問題ではない。それは唯一「志願の純粋な正当性（genuine authenticity of volunteering）」によって償われるかもしれないような犠牲なのである。

「より大きな社会的利益があるだろうという推定によって正当化しつつ、人格の不可侵性を選択的に破壊したり、さらされなくてもいいような危険に健康と生命とを儀式的にさらすということは、犠牲的な点がある」（111; 103）

人体実験は犠牲である。それがヨナスの洞察であった。この洞察は医学研究の戦時体制への痛烈な批判を呼び起こす。

人体実験が正当化される理由はどのようなものなのか。ヨナスは同じ会議に出席していたウォルシュ・マクダーモットの「本質的には、これは個人の権利対社会の権利という問題である」という言葉を引く（108; 100）。かりに人体実験が社会の権利として認められるとすれば、被験者の同意の有無に関わらず、人体実験は許されるはずである。しかも多くの専門家は、同意には欠陥があるという。にもかかわらず、人体実験というと、ほとんど常に同意の必要性が強調される。なぜか。これは、社会の権利をいう人も、その主張の危うさを感じているためではないのか。確かに社会の公共的な善が個人的善に優先し、社会的権利が主張されうる場合はあるであろう。しかし人体実験の必要性を社会の権利として主張することには無理がある。犠牲としての人体実験は、個人の権利対社会の権利という枠組みでは正当化されえない。人格の不可侵性を侵犯する人体実験は明らかに通常の社会的要求をこえている。

ヨナスは個人対社会の権利上の対立という枠組みの不適切さを、さらに社会契約という「政治理論上の仮構物」（111; 103）に照らして明らかにしようとする。この理論は「西洋の伝統に固有な形而上学的公理ないし選択命題」（112; 104）を前提にしている。「個人の優位（the primacy of the individual）」（*Ibid.*）という前提である。この前提なくしては、社会契約は仮構されえない。とすれば、社会契約はわれわれに人格性の完全な放棄を迫りえない。われわれの社会では、共通善を理由に完全に私的な生活、生命の制限や犠牲を要求することは認められないのである。

確かに、戦争になれば、こうした制約はなくなろう。戦時では、公共的な必要性がほとんど絶対的に優先され、「社会契約のよき均衡にとって代わる」(113: 105)。若者たちがその意志とは無関係に徴用され、前線へと送りだされていく。非常事態がこうした犠牲を「超倫理的に」正当化する。逆にいえば、超越的価値という目的や最優先の緊急性がなければ、人を犠牲にすることは許されない。しかし、今は戦時ではない。人体実験を単純に社会的権利として要求することは、戦時体制そのままに医学研究の継続を要求することである。それは正当化しえない物件性の甘受を意味し、西洋社会の道徳的基盤を危うくする。ヨナスからすれば、この点にこそ第二次大戦後の医学研究体制の問題点は求められる。戦時体制の継続は、西洋社会そのものを脅かす。人体実験は戦時体制と通常の社会体制との間のどこかに位置づけなければならない。

しかし社会を持ち出す主張は根強い。同じ会議に出席したビーチャーは、「回復の見込みなく無意識状態にある患者の組織や臓器が、それを使わなければ絶望的な病状にあるがしかしまだ救助可能な個人を回復させるために使用可能である場合に、それらの組織や臓器を捨てることを社会は容認しうるか」(114: 106) という問いを立てた。ビーチャーは否と答え、そうした組織や臓器は「救助されうる人々を助けるための研究や実験的試みのために大いに必要」であると述べていた。ヨナスは、この言葉を手がかりに、さらに人体実験を要求する社会的理由を論じていく。社会は何を容認しえないのであろうか。

現在、健康や生命という医学実験の目的が社会全体の上で考えられる傾向が強まっている。医療・研究・老齢などの問題が社会的に管理され、社会的義務に化しつつある。これらは、もともとの社会契約では公共的価値ではなかったものである。ところが、今やわれわれが社会に要求するのは、単なる危害からの保護、自己保存だけではない。「生活すべての領域における積極的な絶え間ない改善」(117; 109)、進歩の促進をわれわれは要求している。この要求は緊急性は欠くにしても、「自由で、前向きの突撃という気高さ（nobility）」をもつ。「それは確かに犠牲に値する」とヨナスはいう。

われわれは進歩が社会の利益であることを選択した。この進歩にとっては、科学・研究・人体実験が不可欠の道具である。かくて、人体実験は社会の利益を意味するようになった。人体実験は単に医学研究者だけの要求によって拡大してきたわけではない。拡大の理由はむしろ社会の側にある。われわれが医療の問題を公共的な社会の問題へと格上げし、研究による進歩を、したがって人体実験を要求するのである。人体実験の増加は単なる専門家集団内部の研究至上主義の結果として捉えるだけでは不十分である。それは研究費を増大させ、専門家集団を後押しする社会の選択、社会の進歩が選択された結果なのである。そこに過酷な要求が生まれる。

ここで問題は、社会がわれわれの委託を受けて何をするかということにある。何が社会の義務なのか。まず事実の問題として、社会は特殊な手段で救命可能な人が死ぬことを容認している。社会は生と死のバランスの上に成り立っていることを忘れてはならない。もちろん放置すれば社会そのもののい。

崩壊につながる危険性のある場合、容認は許されない。そうした例には、ペストのような社会全体の災禍だけではなく、社会の道徳的基盤を切り崩すような少数者の権利の侵害なども含まれる。しかし通常の場合、犠牲という「非通常的な手段」(116; 108) を社会は権利として要求することはできない。長期的なものも含め、惨事の回避ということがなければ、人体実験という犠牲の正当性は成り立たない。

病いや死は人間にとって不幸であり、助けを求める声は大きな重みをもつ。そうした声に応えることは、人間が人間に対して負うべきものであって、社会的な義務ではない。確かに、われわれは進歩の促進を社会的利益として選択した。だが、医学研究の目標が本質的に改良主義的であることを見失ってはならない。医療の多くは社会を救うものではなく、改善するものである。それは現在の善に直接寄与するものではないし、われわれが権利として要求できるものでもない。改良主義的な医学研究は限りない前進を目指す気高さと、緊急性の欠如という根拠の薄弱さとを合わせもつ。社会は容認しえないといったビーチャーの主張は成り立たない。

もちろん、こうした言い方には残酷な響きが残る場合があることは、ヨナスも十分承知している。

「もし私がある病気で死にかけているとすれば、私は、今私が救われうるように、過去の十分な数の志願者が彼らの肉体を捧げることによって十分な知識を供与していてくれればよかったのにと思うであろう。もし私がどうしても移植が必要な状態にあるとすれば、私は、隣の死にかけている患者が、彼の臓器をきわめて新鮮な状態で私の手に入ることを可能にするような死の定義に賛成してくれていればよいのになあと思うであろう。また、もし私が溺れかけているとすれば、私は、誰かが私の生命を助けるために自分の生命を危険にさらしてくれること、自分の生命を犠牲にしてくれることとさえ、望むであろう」(119; 111-112)

しかし、そうした私の望みに応える義務が社会にあるわけではない。また道徳法則に訴えても、無駄である。道徳法則にできるのは「されたくないことはするな」という消極的命令だけであって、「してほしいことをせよ」と他人に命令することではない。他の人のために人格性を放棄し、さらには命と引き換えに犠牲となることは称賛に値するであろう。しかしそうすべき義務はないし、しなかったからといって非難できるわけではない。道徳的価値は道徳的義務に重ならない。では、人体実験の根拠はどこに求められるのか。

人体実験が要求する犠牲の正当性は、自己犠牲の純粋性に求めるほかはない。それは道徳法則をもはるかにしのぐ「神聖なものの領域」(111; 103) に発する純粋性である。もしそこから利益が生まれるとすれば、それはあくまでも無償の恩寵と見なされるべきである。われわれには、それを「身を低くして (humbly)」受け取ることしかできない。われわれは「ふさわしからぬ恩寵の受け取り手 (undeserving beneficiaries)」なのである。医学研究における人体実験がもっとも正当性の高いものであるにもかかわらず、やましさを払拭しきれない理由がそこにある。ヨナスからすれば、人体実験は、正当化を目指すさまざまな試みにもかかわらず、究極的に「罪と罪責感（sin and guilt）」（120; 113）から逃れられない。人体実験が成立する条件は、そうした犠牲の問題に見合う形で提示されなければならない。その条件をヨナスは許容度の下降的序列の原則として提示した。

人体実験の志願者を募るのは、いうまでもなく、科学研究者自身である。だが、社会の医療化にともなって、社会的、道徳的圧力が強化され、募集は「徴兵的（conscripting）」な色彩を濃くしている。しかも、研究者は当事者でもある。募集には「あらゆる人間の営みにつきものの油断できない不純性」がつきまとう。それを思えば、ビーチャーなどの語っていた研究者個人の良心だけでは不十分である。ヨナスは伝統的な研究倫理をあっさり斥ける。まず一般的に、「研究者集団と公共機関による特殊な規制の必要性」（*Ibid.*）が指摘されなければならない。

では、志願者は具体的にはどこに求められるべきなのか。第一にあげられるのは、科学者集団である。志願を呼びかける者と応える者とが一致すれば、「法的・倫理的・形而上学的問題はほとんどすべて消え去ってしまう」（*Ibid.*）。そうした「科学者集団の自己徴募」は、実際、人体実験の気高い伝統でもあった。

もちろん、科学者集団だけでは、「病気に対する多岐にわたる体系的で継続的な攻撃」（121; 114）を続けることはできない。この事実を前にするとき、個人の尊厳に反する進歩の促進が根拠薄弱でなかったとしたら、国民全員を対象に被験者を任意抽出する方法が採用できたかもしれない。そうした社会への誘惑が来るべきユートピアという形をとって、すでに姿を現している。実際、進歩への信奉は、知らぬ間にそうした社会が到来させる危険性をはらんでいる。しかし進歩は前向きの気高さをもつにしても、社会の義務ではありえない。それどころか、進歩という誘惑は西洋の伝統に固有な形而上学的公理を無に帰してしまう。それは断固拒否すべき事態である。

そこで、ヨナスの提示するのが「許容度の下降的序列（a descending order of permissibility）」（122; 115）という基準であった。この基準は「一体化（identification）」の原則から導き出される。人体実験は人を物と化する点が最大の問題であった。その物化に対する人格性の補償はいかに成り立つのか。それは被験者が研究者の理由を我がものとし（identify）、それを意志することに求めるほかはない。こうした「自律的かつ情報をえた（autonomous and informed）」「主権的意志（sovereign will）」の一体化の働きによってはじめて人格性が補償される可能性が生じる。単なる同意（consent）による許可では、それはなしえない。

こうして、被験者は、実験のことがよくわかり、強い動機をもち、もっとも「虜囚的（captive）でない」（121; 114）人たちでなければならないことが帰結する。そうした人々はもともと数が少ない。そのため、被験者の許容度の基準はエリート主義的とならざるをえない。ここに成り立つ下降的序列は、入手しやすさや使い捨てやすさといった社会的有用性の基準とは真っ向から対立する。この序列に従えば、病人はいちばん最後に来る。病人は被験者に最も適さない。もちろん、病気の克服という研究の目的からすれば、病人を被験者にしないわけにはいかないであろう。だが、その際にも、下降的序列の基準は成り立つ。同じく医者である患者、それ以外のエリートという序列である。

ヨナスはこのようにまず許容度の下降的序列の原則を提示し、特に患者を被験者とする場合の問題点を指摘していく。そこでは、「望みのない患者は使い捨てられてよい、なぜならすでに見込みがないのだからという詭弁の誘惑と戦わねばならない」(125; 119) からである。良心が働くとすれば、その場面である。研究者は、病人との間に医師と患者という関係が成り立っていることを忘れてはならない。しかも、病人は「社会の特別の預かりもの (special trust)、医者の特別な預かりもの」(124; 117) である。そこでは、実験は治療的なものに限られる。苦しんでいる人にさらに負担と危険を与えてはならないからである。また、医師と患者の関係からすれば、たとえば二重盲検法による実験は認めるべきではない。その方法では薬や治療の「純粋な」効果を調べるために、誰が治療されるのかを患者どころか、医師さえも知らない形で実験が行われる。そうでなければ、実験は「科学的」とはいえないというわけである。しかし、そうしたやり方は自分が治療されていると信じている患者を裏切り、結局は、医療関係を支える医師に対する信頼を失わせる。さらにいえば、無意識状態の患者への実験は絶対に許されない。「完全な無力状態は完全な保護を要求する」(126; 120) からである。

このようなことをいえば、社会の進歩が遅くなるという声が必ず出てくるであろう。しかし、進歩は「随意選択的な目的 (an optional goal)」(131; 125) にすぎない。それは無条件の任務でも神聖なものでもない。「病気の克服の速度が遅くなることは、自分のかかっている病気がまだ克服されていないのを嘆かねばならない人々にとっては悲しむべきことであるけれども、社会に脅威を与えるわけではないということを忘れないようにしよう」とヨナスはいう。そして、論文は次のように結ばれる。

「さらに最後に、死すべき運命を撤去することは進歩の目標ではありえないということを心に銘記しておこう。ある病気かなにかで、われわれは、それぞれ皆死ぬであろう。いつか死なねばならないというわれわれの境遇は、われわれにとって、辛いものではあるが、しかし賢明なものでもある。なぜなら、もし死すべき運命がなければ、若さの新鮮さと直接性と熱心さとが絶えることなく新たにされていくということはありえないであろうからである。そしてまた、われわれのうちの誰も、自分の一日一日を数えたり、それらを大切に思ったりすることもなくなるであろう。自分たちの死すべき運命からできる限りのものをもぎ取ろうと努めながらも、われわれは、忍耐と尊厳とをもってその重荷に耐えていくべきなのである」(*Ibid.*)

ヨナスは人体実験の哲学的基礎を求めて、人格の不可侵性という西洋社会に固有な形而上学的公理の意味を明らかにした。「極限的ではない普通の状態」(125; 118) においては、人格の自律性が守られるべき価値である。それは人体実験という医学研究の場面にも徹底されなければならない。その徹底によって、人体実験のもつ犠牲としての意味が浮かび上がる。人体実験は普通の状態以上のことを要求している。この明白な事実を自覚しなければならない。安易な戦時規則をそのまま維持することは許されない。人体実験は単なる同意をこえた一体化によってかろうじて正当化されうる。そこで要求されるのは、精神の気高さである。ヨナスが導き出した「許容度の下降的序列」が教えるのは、

「高い地位には義務が伴う（*noblesse oblige*）」（123; 116）ことである。その義務の実践は易きにつかせる強い誘惑を断ち切り、社会全体の高い道徳性の維持を可能にする。その意味で、精神の気高さは高度の有用性をもつ。エリートは精神のエリートでなければならない。その自覚をヨナスは求めたのである。

こうしたヨナスの要求の背景には、いうまでもなく、将来に対する深い危機感があった。現代の進歩への信奉が西洋社会を支えてきた道徳的価値を侵食し、社会的脅威となっている。固有の形而上学的公理はあくまでも選択された命題にすぎない。迫りつつある「ユートピア」を阻止するには、そこへと向かって急いでいるように見えるエリートに呼びかけるしかない。それが、一体化を原理とする許容度の下降的序列の議論として展開されたのである。

8 ラムジーの『人格としての患者』

米国の場合、非専門家で最も早い時期から医学や医療の問題に関心を示したのは、神学者たちであった。少なくともローマ・カトリックの場合、医学への道徳哲学的関心は長い伝統をもっていた（Cf., JONSEN & TAMETON 1995, 1619）。しかし、医学の新しい展開はそうした伝統的関心から見ればはるかに広範囲に及ぶ議論を神学者たちに促がすものであった。特に一九六〇年代の半ばから、医療技術の進歩にともなう人間の問題について、彼らの発言が目立つようになる。プロテスタントに属すジヨーゼフ・フレッチャーとポール・ラムジー、それにカトリックのリチャード・マコーミックの「神学者三人組（a trinity of theologians）」（JONSEN 1993, 41）をはじめ、この時代の神学者たちの議論はその後の生命倫理の形成に直接的な影響を及ぼしている。[41] そのうち、特に人体実験について積極的に発言したのが、ラムジーであった。一九七〇年、ラムジーはイェール大学での講義をもとに、生命倫理の先駆的業績と目される『人格としての患者』を刊行する。その第一章「忠誠規範（a canon of loyalty）としての同意、特に医学研究における子どもについて」は人体実験の問題を集中的に論じている。

「忠誠規範としての同意」でまず強調される（RAMSEY 1970, 1-11）[42] のは、医療倫理の義務論的性格である。それによってラムジーは社会と個人の対立という枠組みを明らかにし、人体実験という医学研究に関わる問題を人格と人格の関係一般の中へ引き戻すことを試みる。「医療倫理は生み出される全体としての利益に唯一の基礎をおくものではない」。それは単なる結果倫理学でも、目的論的倫理学でもない。ましてや、「最大限可能な人数に対する最大限可能な医療上の利益」をいう倫理学ではない。むしろ、医療倫理では、義務論的次元が主たる位置を占める。医師も患者・被験者も一個の人格である。そこには「忠誠規範」が成り立たなければならない。それが、医療の場では「適度に自由でかつ適切に情報を与えられた上での同意」、インフォームド・コンセントの原則という形をとる。「インフォームド・コンセントの原則は、医学的行為と医学的研究において、人間を相互に結びあわせるためのもっとも基本的な**忠誠規範**である」。この規範によって、医療行為には一定の道徳的義務が課され、その正しさが判定される。医療倫理は同意の倫理学である。これがラムジーの基本的立場であった。

人体実験の問題も同意の倫理学の立場から考えなければならない。同意原則は人体実験成立の条件でもある。「人体実験はインフォームド・コンセントが確保されたときにのみ実行されるべきである」。もちろん、現在では同意原則の重要性を正面から否定する人はほとんどいない。たとえば、ビーチャーの「倫理学と臨床研究」もまずは同意の必要性を説いていた。しかしラムジーは、同時に、インフォームド・コンセントが遠回しの巧妙な仕方でなし崩しにされる危険性がむしろ強まっているという。何よりもまず、同意原則の重要性を十分に理解しなければならない。

ラムジーによれば、同意の関係を可能にするのは、「共通の目的に向かう共同の冒険者となりうる人間の能力」である。その意味では、医療における人間関係は「契約（contract）」というよりも、「パートナーシップ（partnership）」の関係として理解するのがふさわしい。しかし、人間には「善い目的に向かっているときでさえも、共同の冒険者を出し抜こうとする傾向」がある。その上、「現在のような研究的医療の時代では、医療上の利益が研究によって獲得されるだけではなく、医師は彼の研究の成功と重要性とによって医学界のトップに昇進していく。研究者が、〈例外〉を許容することで得られる研究上の利益に心を奪われているために、一般的な価値をもつ医療行為のルールを逸脱し、誤りを犯してしまう可能性は非常に高い」。同意原則は人間の傾向性と医学研究の業績主義によって損なわれる危険性にさらされている。この危険性にどのように対処すべきなのか。

確かに、同意原則を実際に適用することには「数多くの途方もない困難がある」。これはラムジーも認める。しかし、さまざまな状況を想定し、例外を認めることは、道徳的な誤りを生じやすくする。原則は堅持されなければならない。「インフォームド・コンセント、それのみが医療行為と医学的研究を共通の目的に向かう自由な人間の自発的協力関係として明示し、確立する」。人体実験は同意に基づくパートナーシップが維持できるような場合にのみ許される。ラムジーは人格と人格との関係に問題を帰着させることで、原則を貫徹させようとした[43]。

こうして人体実験一般について基本的立場を確認した後、ラムジーは、従来見逃されることの多かった論点、子どもを被験者とする実験について集中的に論じていく[44]（RAMSEY 1970, 11-58）。ラムジーによれば、この問題を考えることで、当時の医学研究の問題点とともに、同意原則の真の意味を明らかにすることが可能となる。いうまでもなく、人体実験の許容条件を「忠誠規範としての同意」に求める立場からすれば、十分な同意を与えない者は被験者とはなりえない。「人間の被験者を含む非治療的、非診断的実験は、それが人間の営みであろうとすれば、真の同意に基づかなければならない」。したがって、新しい実験的治療以外に他の治療手段がないことが合理的に示されないかぎりは、子ども（そして同意能力をもたない成人）に対する実験はいっさい認められてはならない。この種の実験に関して、たとえば親の代理などによって同意を想定することは「暴力的で誤った仮定」にすぎない。その仮定は課されているはずの道徳的義務をやすやすと踏み越えさせる。医学研究の現状がそれを証している。

実例は容易に見出せる。たとえば、ラムジーは英国の医学雑誌『ランセット』通信欄で展開された論争をあげる(45)(Ibid., 26-29)。それは同誌に掲載された二つの論文をめぐるやり取りであった。論文はそれぞれ新生児のアルカローシスとフェニルケトン尿症を対象としており、二人の水頭症の新生児に対する実験と健常児を対照群とする実験の報告を含んでいた(DOXIADIS et al. 1953, BICKEL et al. 1953)。この二つの論文に対して、医師のフィッシャーは疑義を提示し、釈明を求めた(FISHER 1953)。その手紙は「健康な子ども(あるいは無関係な疾患に苦しむ子ども)を臨床研究の対照群として使うことが増加しているように見えるのは残念なことです」と書き始められていた。「ほんのわずかでも危険性が含まれ、ほんのわずかでも身体的ないし精神的苦痛を伴うような医学的処置は、いかなるものであれ、子どもが益を受ける相応の機会や少なくともその期待がある場合を除いて、実験目的で子どもに課してはならない」というのが、フィッシャーの立場であった。これに対して、批判された論文の執筆者の一人ホルト博士は自分たちの「一貫した研究の方針」をこう説明した。子どもに対する実験に関しては、「両極端な見解がありますが、私は、私たちの多くが両極端の間にある、どちらかといえば理論的に黒と白の間にある灰色の立場に立つ方針をとっていると思います。私自身の研究の方針は、フィッシャー博士が手紙……で述べているものとは少し違うのですが、その子どもや**他の子どもたち**に対して(to that child or *other children*)利益の相応の機会がない場合、危険や不快を伴うような処置はしてはならないというものです」。そして、「いうまでもなく、私たちは皆こうした問題をきわめて注意深く自らの良心に照らして(in our own conscience)考量しております」

と通信を結んでいる（HOLT 1953）。

ラムジーは、このやりとりに触れながら、ホルトがフィッシャーの立場と「少し（slightly）」しか違わないと述べていることは驚くべきことであるという。問題はホルトの強調にはっきりと現れている。子どもが子ども全体の一部品として扱われている。これは感染症が猛威を振るっているような状況でもない限り、許される事態ではない。親による代理同意は、子どもに対する非治療的実験の免罪符とはならない。ここで問題となっているのは「仲間の人間を単なる手段として扱ってはならないという道徳的要件」であって、年齢には無関係である。親が子どもに成り代わって非治療的実験に同意するのは、人間を他人の所有物とすることにほかならない。

「われわれは親が年上だからといって、成人に達した息子に代わって同意することを認めはしないであろう。その理由は、単に息子自身の同意が得られるということにあるのではない。何よりも、いかなる人も他人の所有物ではないし、単なる召使いであってはならないということが理由である。成人に達した息子が身体的ないし精神的な無能力のゆえに同意できない場合、息子のために親や他の近親者が行う同意が有効となるのは、それが医学的に息子のためになる場合に限られる。その場合は息子の福祉が目的として考慮されている。単なる実験の手段にはされていない。小さな子どもの場合もまた同様でなければならない」（RAMSEY 1970, 35-36）

ラムジーは人体実験の問題性を人格が「単なる実験の手段」とされる点に見出した。そしてその観点から、親の代理同意を治療的なものに厳しく限定するよう主張する。ラムジーはあくまでも人が人に対して求められる対応を要求する。人格は単なるものや手段とされてはならない。ただこの点については、さまざまな意見があることはラムジーも認める。しかし、たとえ一般的には親の代理同意による非治療的実験を容認できるとしても、親の手を離れて施設に収容されている子どもたちに対しては代理同意は認められない。その点が第一章の最後に主張された。ウィローブルック事件に対する厳しい批判である（*Ibid.*, 40-58）。

刑務所の囚人については、囚人が対象となった第二次大戦中のマラリア実験や近年の腎臓移植[46]における同意の問題なども含め、すでにさまざまな形で議論が行われている。しかし孤児院や少年院や精神遅滞児施設にいる子どもたちについては、ほとんど議論されてこなかったし、議論されても彼らが「虜囚的な人々（a captive population）」であることは見逃されてきた。しかも米国では施設の子どもたちに対する新薬の実験は、「広く行われているだけではなく、案の定、濫用されてきている」。この点で、ラムジーはＦＤＡの政策を批判する。第六節で触れたように、一九六六年のＦＤＡの新薬の実験についてのガイドラインは同意の重要性を強調するもので、ロスマンはＮＩＨのものと比べるとはるかに画期的だと評していた。しかしラムジーは、ＦＤＡのガイドラインは同意をとらなくともよい「例外的な場合」を認めることによって、同意原則を弱める結果になったと批判する。それを端的に示すのがウィローブルック事件にほかならない。ラムジーの説明を見よう[47]。

事件は治療的実験と非治療的実験との境界が曖昧な形で起こった。ニューヨーク市のスタットン島にある州立精神遅滞児収容施設ウィローブルックでは感染性の肝炎が蔓延しており、患者数四四七八名、それも三年にわたって一週間に一人の割合で増加し、新入所者は週一〇～一五人の割合で発病した。こうした状況が実験を正当化する理由となった。遅かれ早かれ感染は避けられない。それにウィローブルック型の肝炎は特に弱い型のものである。これが研究者たちのあげた理由であった。

まず実験は、ガンマグロブリンが肝炎に対する抗体を作るかどうかを見ることから始められた。この実験は従来の報告の結果を再確認しようとしたものであった。二回にわたってガンマグロブリン投与群と非投与群とが区別され、その効果が七、八カ月持続することが確認された。ガンマグロブリンの投与によって、肝炎の発生率は八〇～八五％減少した。ラムジーからすれば、ここで投与群と非投与群に区別すること自体が認められることではない。効果を再確認する必要性が疑わしいからである。とはいえ、ここまでのところは、治療という目的で実験が行われていたと考えることは可能かもしれない。だがここからさらに、ビーチャーが指摘していた実験が始まる。便からとられた肝炎ウイルスの投与実験である。より効果的で恒久的な予防薬の開発が目的であった。ここでは、親の同意を得た新しい入所者が対象とされ、特別病棟で実験が継続された。実験の結果発病した子どもの症状は軽かったと研究者は報告していた。「大部分の者に肝臓の肥大が認められ、時には一、二週間後に黄疸が始まった。嘔吐と拒食はたいてい続いても数日であった。ほとんどの子どもは肝炎の経過中体重の増加を見た」(48)。だが、現在ではこのように発病した場合、肝硬変になる頻度が過度にアルコールを摂取した場合よりも高いことが判明している。海外に派遣される平和部隊と同じように、海の向こうにわたる新入児童にはガンマグロブリンの予防投与だけに止めておくべきだったとラムジーは痛烈に批判する。

ラムジーは、実験に関して、この施設で働いていた一〇〇〇名近くの職員に志願者を求めるべきだったのではないかと疑義を提示する。これに対して、実験の責任者クルーグマンは成人へのウイルスの投与は危険性があり、子どもを対象にしなければならないと説明している。これは医学的には正しい説明であろう。医学研究において、危険性は少なくすべきである。しかし、だからといって、被験者を同意のとれる者からとれない者へ移行させてはならない。クルーグマンの説明には、はしなくも、研究の重大性の前では子どもと大人が「交換可能」とされていることが示されている。

また、特別病棟に入ることで実験の被験者は施設で蔓延していた他の感染症から守られ、手厚い医療が受けられたと研究者たちはいう。クルーグマンらの実験を擁護する医学研究者の中には、非衛生的な施設に入れれば、遅かれ早かれ自然に発病したのだという「自然による弁護士（natural lawyers)」さえ登場している。これは話が逆である。この実験の結果、ワクチンの改良には成功したかもしれない。だが、ワクチンだけが治療なのではない。新入所者だけでも、感染者から隔離すべきであった。それは、三〇〇エーカーの土地に一八の建物が分散していたウィローブルックなら可能であったはずである。金がかかるというのは言い訳にならない。

こうした批判に対しては、親の同意があったことが最後に持ち出される。しかし、その同意は有効なのであろうか。有効と認めうる可能性があるのはわずか一例である。それに、ちょうど新入所者に対する実験が開始されたとき、ウィローブルックは収容人数の急増を理由に入所者受入れを実験参加に同意した者に限ることを始めていた。ラムジーは、これはまったくの偶然の一致であったということにしてもよいという。しかし施設の場合、同様な事情は常に生じうる。その点を考えれば、親の代理同意の正当性は疑わしい。かりに親が非治療的実験への子どもの参加を同意できるにしても、それはその親が子どもを「直接的かつ継続的にケアしている」場合に限られるべきである。施設にいる子どもの親の代理同意は有効ではありえない。

ウィローブルック事件を詳しく論じた後、ラムジーは施設の子どもに対する医学実験を法によって禁止することを提案する。実際、ニューヨーク州議会では一九六九年に施設の子どもに対する実験の場合、親の代理同意の正当性を裁判所が審査する法案が上程されていた。この法案では、機関内だけではなく、地域にも審査委員会を設立し、同意文書の提示が求められていた。もし通過すれば、「災難、それもひどい災難だ」とクルーグマンが語ったものである。しかし、ラムジー自身はさらに厳しく施設を対象とする実験は治療的なものに限定する法律を要求している。ラムジーはいう、障害はこうした公共政策の流れに対する「研究者たちの抵抗だけ」である。実際、非治療的実験に対する規制への抵抗は大きく、法的規制はされていない。しかし「そうした状況はもう長くは維持できないだろう」。これがラムジーの予測であった。

ラムジーの場合、施設にいる子ども対象の非治療的実験すべてを法的に禁止することが主張された。

いうまでもなく、これは同意原則の絶対性の主張からの帰結であった。場合を分けて、例外を許容するようなアプローチでは、治療的実験は非治療的実験へと容易にずれ込んでいく。明確な原則を立てて、その遵守を強制することのみが、そうした事態を防止できる。

もちろん、医学の専門家以外の人々をとってみても、こうした同意原則の絶対性の主張はすべての人の立場を代表するわけではない。実際、ここで問題となった子どもに対する実験をめぐっても、ラムジーは後に同じ神学者三人組の一人マコーミックと鋭く対立することになる。[49] マコーミックは、子どもが「望むべき(ought to wish)」ことに基づいて親の行う代理同意は道徳的に有効であることを主張する。しかし、専門家集団に対する外からの規制が必要だという考え方が人々の間に芽生え始めていた。ラムジーは人格間の関係という観点から同意原則の絶対性を打ち出し、さらにそれを法的規制という形で医学研究の場に実現させようとした。同じような規制の考え方は、カッツもとろうとしていたものである。[50] ビーチャー流の伝統的な研究倫理、研究者個人の良識に期待する立場は否定されようとしていた。それが専門家内部に呼びかけたビーチャー論文がその外部にもたらした結果であった。非専門家自身が医学について語り始めた。

9 ヨナス、ラムジーと生命倫理

ヨナスとラムジーはそれぞれ人体実験に関して厳しい条件をつける議論を展開した。そこではともに、専門家集団に対する外的な規制の必要性も主張されていた。ここには、ビーチャーの「倫理学と臨床研究」、特にそこに示された実例に対する社会の驚きと怒りの反映を見ることができる。厳しい要求をいわざるをえないような人体実験が横行していた。黙認することは不可能であった。厳しい規制が課されなければならない。だが、問題はそのことをどのように語りうるのかということにあった。

ひとつには専門的知識の壁がある。ベルナールの見出した思想の違いをもちだすまでもなく、医学をめぐる問題について、専門外の人間が発言することは難しい。問題の理解には高度に専門的な知識が要求される。その点は、人体実験の場合に著しい。その細部にわたる理解は非専門家にはほとんど不可能であろう。もし医学について何事かを語ることが細部にわたる完全な理解を不可欠の前提としているとすれば、素人が語る余地はほとんどなくなるのではないか。もちろん、医学は専門家のみで成立しているわけではない。被験者や患者の大多数は素人である。素人は単なる外部の異邦人なのではなく、当事者でもありうる。その場合、素人にも当事者として語るべきことは当然多いし、その語る権利を専門的知識がないことを理由に否定することはできない。実際、特に社会的な運動としての側面に焦点を合わせた場合、米国の生命倫理はそうした権利を求める要求として理解することができる。だが、当事者という理由はまた別種の壁となりうる。専門家でも、直接の当事者でもない人間が何を発言しうるのか。ヨナスとラムジーは非専門家として人体実験の問題にどのような態度をもって臨もうとしたのであろうか。

ヨナスは論文「人間の被験者を使った実験についての哲学的考察」を大きな「ためらい」の感情か

ら語り始めていた（JONAS 1969, 105-106; 邦訳 87)。それは「非常に有能な専門家たち」が発言を行ってきている問題に対して「素人が向かい合ったときには、当然生じるもの」である。問題の複雑さは「大きな卑下の気持ち」を生じさせる。そのため、「傍観者（an onlooker on the sidelines）である私が闘技場での闘い（battling in the arena）に対して何か彼らが自分では考えなかったようなことをいえると思うのは、馬鹿げたことであるような気がするほど」だという。「だがそれでも、その問題はその本性からして不明瞭なものであり、非常に根本的で単なる技術を越えた論点を含んでいるのであるから、誰が行う明瞭化（clarification）の試みも——たとえ目新しさはなくとも——役に立ちうる」。人体実験という問題の性質が専門家を越えた明瞭化の試みを促がすのである。では、哲学者ヨナスのその試みはどのような形をとるのか。

病人を被験者とする実験に関して、ヨナスは、個々の具体的場面に即した決疑論（casuistry）的な議論を用意しようと試みたが、結局は草稿を破棄したと述べている。そうした場面については医学の専門家に委ねるしかない。

「哲学的規則（the philosophical rule）は、いったん自らのうちにその時々の状況に応じた対応という考え方を受け入れてしまうと、どういう時に自らが適用されるのかを明示することが実際上できなくなってしまう。哲学的規則にできるのは、実際に事を行う人（practitioner）に対して、彼の仕事の個々の具体的な場面における彼の判断や良心の行使のための一般的な格律や態度（a general maxim or attitude）を銘記させるということだけである」（JONAS 1969, 126; 邦訳 120）

ヨナスは、ある意味で「傍観者」の立場に徹しようとした。確かに、医学の問題は常に具体的に語ることを要求している。それは一定の場面において生じ、それぞれ固有の状況を負っている。そうした具体的状況を考えなければ、問題を理解することさえ難しい。しかも、切迫した具体的状況には、しばしばきわめて重い真剣さと痛切さが伴っている。そのことを具体的に捉えていない言明に、どれだけの意味があるのか。医学の問題が要求する具体性は当事者以外の者の発言を入れる余地を残さない。少なくとも何ごとかを語ろうとすれば、具体的に個々の事例にあたることが最低限の礼儀なのではないか。だが、議論の具体性、個別性は傍観者であることを免罪しない。礼を尽くして事例を具体的に検討しさえすれば、闘技場の闘いに直接参与できると思いこむのは愚かしい。傍らに立つ者は傍らに立つことに果たすべき役割を見出すべきである。たとえば、具体的な事例がもつ誘惑に十分な注意を払うことである。具体例は常に例外の承認を要求し、規則を裏切り、それを無に帰していく。例外は例外を呼び、最後には、例外中の例外であるような極限的な具体例が呼び出されてくる。そして今度は、その極端な事例がその真剣さと痛切さ故に典型例として他を圧倒し、思考の範例を形作る。

しかし、ヨナスは、そうした極限的な具体例については、「倫理学理論における有名な難破船の例に関してもそうであるように、できるだけ何もいわないほうがよい」（*Ibid.*, 124; 邦訳 118）という。「そのような場合に許され、後になっても黙認されるであろうようなことは、前例としては役立ちえない」。具体的状況を考慮し、場合を分けて行く決疑論は規則なき例外のみを認めることにつながるだけではなく、極限例を一般化してしまう大きな危険性を含んでいる。「われわれが関心をもっているのは、原則の声が聞こえ、諸々の要求が強迫なしに審議裁定されうるような、極限的ではない普通の状態なのである」(*Ibid*., 125; 邦訳 118)。

ヨナスの明瞭化の試みは、こうして、「原則の声」を医学の場に響かせようとする試みとなる。それは「概して処方箋を明示するというよりは物の見方を提出し、結論というより前提を示すことを主にする」。その結果、ヨナスは「許容度の下降的序列」という基準にたどりついた。その基準は、その時々の状況に対応せざるをえない「闘技場の闘い」からは導き出せない。それは傍観者が要求する基準である。だが、これは単に抽象的で、闘技場には無縁の基準なのではない。そこからは、「いくつかの明確な諾否」が導き出される。その要求は、実際の事にあたる専門家たちを「いっそう辛い」立場に立たせる可能性があることはヨナスも認める。しかし、辛さはその許諾を斥ける理由とはならない。議論の対象は治療的意味がまったく期待できない研究的な人体実験にあった。その目的は、「人格の尊厳と不可侵性」に比べれば、随意選択的なものにすぎない。もともと厳しさが要求される事柄が問題であった。そのことを原則の声が思い出させる。ヨナスは傍観者であることを絶えず意識しながら、傍観者としていえることをいいきろうとする。具体的場面から距離を置くこと、それが哲学者の議論が「役に立ちうる」唯一の道であった。ヨナスは自覚的に医学の外に立つことに問題を語る場を見出そうとした。

他方、ラムジーの場合も、医学について語ることは大きな問題であった。「極め付きの専門職倫理のただなかで」語ることが「大胆さ（temerity）」を含む企てであることは、ラムジーも強く意識していた（RAMSEY 1970, 1, xviii）。そのため、『人格としての患者』には、周到な準備期間が置かれていた。

ラムジーは新しい医学のさまざまな問題に早くから関心をもち、一九六〇年代半ばから各種の医学会議にプリンストン大学神学部教授の立場から積極的に参加していた。さらに、六八年にはジョージタウン大学医学部の客員教授として倫理問題を集中的に研究している。そこでは、医学の教育者・研究者・医師たちと議論をかわし、専門家たちが医療をめぐる倫理問題をどのように考えているのかを学んだという。医学研究者の中には、後にジョージタウンのケネディ研究所を主催する産科学・婦人科学教授アンドレ・ヘレガースも含まれていた。こうして、ラムジーは「ひとりの素人が、医学の倫理問題について大胆にも何事かを語りうる」ための準備を整えた。そうして得られたのが、「医学専門職集団はもはや医師の個人的良心（the personal integrity of physicians）のみで十分であると信じてはならない」という確信であった。この確信が医学の問題について発言することを促がす。伝統的な研究倫理に代えて新しい医療倫理が構想されなければならない。それは医療の専門職集団によって果たされるべき課題であるとは必ずしもいえない。「専門職集団の成員の行為を管轄する準則を絶えず修正しつつ、教育し、継承し、保持するという関心に立って、医学に接近する専門職は存在しない」からである。「もちろん、実際に行われていることが、その専門職集団が認める原則とはかなり異なっていることはありうるであろう。しかし、その行動が表明された原則にかなっているかどうかということ自体は、医療倫理によって表明され、一般に合意された同じ原則による以外には判定されえない」。医療における倫理的問題を考察するには、医療専門職集団を越えた外部の視点が不可欠なのである（*Ibid.*, xx）。そこに、非専門家が問題を論じうる理由がある。こうして、六九年にイェール大学神学部および医学部で「人格としての患者」と題する一連の講義が行われ、同名の著作が誕生した。

ラムジーは『人格としての患者』の「序文」（*Ibid.*, esp. xi-xiv）の中で、この著作が「一人のキリスト教倫理家によって書かれた倫理学についての書物である」と宣言している。そこで論じられているのは、終末期医療、脳死問題、臓器移植、医療資源の配分、そして人体実験という「いずれも今日とりわけ緊急性をもつ医療倫理の諸問題」である。しかし、これらは医師という専門家の技術的な問題ではない。医療を必要とする状況の下にある人間の問題であり、医療の場を含むより広い人間共同体の問題である。医師は専門家であるとともに人間であるし、病いや傷を負う患者も人間である。医師はどうすべきかという問いは、人間はどうすべきかという問いに含まれる。そこに、医師が「人格としての患者」に注意を払うべき理由がある。医療倫理の問題は人間一般の倫理の問題に集約される。問題はあくまでも人格と人格との関係の中で生じる。

ラムジーによれば、人格の間には、「忠誠規範」に基づく「誓約（covenant）」関係が成り立っている。これは神に対する誓約がそうであるように、あくまでも個人と個人との間に成り立つ。問うべきは、医療の場における「仲間の人間の生命（the life of fellow man）」に対する態度である。社会の利益が個人の尊厳に優越することはあってはならない。そこでは、個人個人が互いに忠実（fideli-ty）、誠実（faithfulness）であることが求められている。医師－患者関係、研究者－被験者関係を支配する道徳的要求は人間と人間との関係を支配する道徳的要求の一形態に他ならない。そこから、ラムジーのいう医療倫理の義務論的性格が出てきたのである。

ヨナスはいわば医学の外にいることに徹しようとした。それに対して、ラムジーは医学の問題を人間共同体の中へと引き戻し、いわば外部を内部に転じようとした。人間に求められる条件を解明することが、医学の問題への対処を可能にする。問題は医学にかかわるとはいえ、倫理的な問題だからである。こうしたラムジーには直接の当事者ではないという視点は希薄である。しかし、医学を越える原則や規範を提示することに、非専門家が語る意味を見出そうとしている点では、ヨナスとラムジーの議論は同じ方向を指し示している。

もちろん、こうした方向に懐疑的な立場も可能である。実際、医学の問題にヨナスやラムジーとは異なるアプローチによって接近する試みはすでに存在していた。ジョーゼフ・フレッチャーの『道徳と医学』である。一九五四年に刊行されたこの著作は、当時の避妊法・人工授精・不妊手術などの新しい医療技術や安楽死の問題を患者個人の権利の観点から論じていた。医師に対して患者がもつ生命に対する権利、真実を知る権利、そしてそれにともなう責任を強調している点を見れば、この著作を生命倫理のきわめて早い時期の先駆と見なすことも可能である。しかし、『道徳と医学』とヨナスやラムジーの後に成立する生命倫理とを直接結びつけることには無理がある。

フレッチャーは『道徳と医学』の最終章（FLETCHER 1954, Chapter 7. The Ethics of Personality, Morality, Nature, and Human Nature, 211-225）で、自己の倫理学的立場を要約している。そこで主張されたのは「人格性の倫理学（the ethics of personality)」であった。フレッチャーはその「人格性」の内容についてはほとんど説明していない。ただ、「二つの基本的要請」として「(a)選択の自由、および(b)選択されるべき事物についての知識」があげられるだけである。その際にフレッチャーが強調したのは、「すべての倫理学的問題は具体的である」ということと、「倫理学説（ethical doctrine)」の無力ということであった。ここでフレッチャーが倫理学説として念頭においているのは、主としてローマ・カトリックの医療倫理の伝統である。この著作全体を通じてフレッチャーは、その抽象的、一般的な規範に基づいて問題に対処するアプローチを徹底して批判している。それとの対比で称揚されたのが、「臨床的スタイルで」具体的状況において問題に対処する方法であった。状況倫理学者フレッチャーにとって重要なことは、具体的事例の状況にある。そこで一般的に求められたのは、人格性の二つの基本的要請を可能な限り実現する努力のみであった。後はどのような選択であれ、個人の責任として肯定されることになる。

確かにフレッチャーの臨床的スタイルのアプローチは、医学の臨床におけるアプローチにきわめて近く、臨床家にとって受け入れやすい側面をもつ。一九七〇年代以降、ラムジーの主張に対比して、フレッチャーのアプローチに賛意を示す医学者は少なくない。それは厳しい制限を求めるラムジーの主張に対して、すべてを個人の自由な選択として肯定するフレッチャーの傾向とともに、そこでとられているアプローチが医学の臨床的方法に近いことが大きく影響していると思われる。しかし、最初から具体例に即して行くだけでは、問題が問題である点が浮かび上がってこない。それはヨナスが指摘している通りである。実際、フレッチャーの『医学と道徳』における医療技術に対する評価、たとえば人工授精技術（Cf., FLETCHER 1954, 116ff.）はすでに、人間の生命に対する支配力の拡大という肯定的側面だけが強調される形になっていた。そこから、人体実験を批判する力を引き出すことは難しい。こうしたフレッチャーと比較すれば、ヨナスやラムジーが示した方向は大きな力となりうるものであった。医学研究の問題を原則が浮かび上がるような原理的な次元に引き戻して考えなければならない。そこに非専門家の議論の意味は見出されなければならない。西洋社会の形而上学的公理や人格間の誓約関係を確認することが、人体実験の問題の考察には不可欠である。ここに打ち出された原則への遡及の方向こそ、生命倫理の誕生に結びつく。こうして、ビーチャーの「倫理学と臨床研究」によって提起された人体実験の問題は図らずも生命倫理に道をつけることになったのである。

第二章　社会の変化

これまで人体実験の問題をめぐって、一九六六年のビーチャーの論文から七〇年のラムジーの『人格としての患者』に至る推移を見てきた。専門家の内部告発に始まった動きは、その外に議論を呼び起こし、人体実験のあり方を変えていくことになる。そこに、米国における生命倫理誕生の端緒がある。しかし、変化は人体実験を含む医学研究の場面だけで生じたのではない。特に一九七〇年代に入ってから、人々の関心は人体実験からしだいに医学・医療の全般へと広がっていく。それは議論の範囲の単純な拡大というよりも、幾つかの問題が同時多発的に出現し、複合された結果であった。

関心拡大の理由には、医学にとって内的、外的なさまざまな要因が指摘できる。ここでは、主に医学の外で生じた変化について簡単に触れておきたい[51]。取り上げるのは、公民権運動を起点とする社会運動とさまざまな医療過誤問題を中心とする裁判の影響である。

1　社会的意識の変化：非宗教的多元論的倫理学の希求

公民権運動は一九五〇年代から活発に展開されてきたが、六〇年代半ばにはケネディと続くジョンソンの政権が積極的な支援策をとったこともあって、一定の成果を収める。一九六四年に成立した強力な公民権法である。これは人種、宗教、性別、出身国による差別を禁止し、そのための手続きを定めるとともに、違反したものに対する罰則や損害賠償を規定したものであった。同時に、この運動は、黒人の権利だけではなく、広く社会全般における人権の問題に人々の目を向けさせる結果をもたらした。六〇年代の米国では、女性解放運動や消費者運動など、社会的な弱者がさまざまな分野で自らの権利を主張し始める。

実際、米国の社会的矛盾はこの時代に一挙に露呈した。たとえば、深刻な貧困問題である。五〇年代の米国は保守主義のもと、繁栄を謳歌していた。しかし、六〇年代初頭には全世帯の三割近くが貧困状態にあり、さらに貧困が拡大しつつあることが明らかとなる。そのため、ジョンソンは「偉大な社会」を求めて「貧困に対する無条件戦争」を宣言し、「結果の平等」を追求する政策を掲げざるをえなかった。そうした政策の一環として、六五年にはメディケイド、メディケアといった低所得者・障害者・高齢者向けの公的な医療保険制度が創設された。

さらに六〇年代後半には、泥沼化していたヴェトナム戦争での米国の敗北が決定的となる。それは

「偉大な社会」計画の頓挫をも意味した。好景気を背景にヴェトナムに介入し続けたことが、景気の後退をもたらしたからである。反戦運動が高まるなか、黒人暴動が頻発し、学生運動が激化する。ヒッピーに代表される対抗文化（カウンターカルチャー）が花盛りとなり、科学技術に基づく既成の物質文化の否定が叫ばれた。六〇年代末の米国は社会全体が騒然とし、危機的状況を迎えていた。

一九六九年、ニクソンが政権につくと、米軍のヴェトナム撤退を表明した。撤退の完了は七三年にまでずれこんだが、これを機に、七〇年代には、過激化していた社会運動は急速に鎮静化する。しかし六〇年代に生まれた人々の意識の変化、それ以前の米国社会を支えていた価値に対する疑いが消えることはなかった。それはエンゲルハートの唱える「非宗教的多元論的倫理学」の希求（Cf. ENGELHARDT 1986, Chapter 1, The Emergence of a Secular Bioethics）とでもいうべきものであった。もはや共通の信仰に訴えることも、普遍的な科学的理性に頼ることもできない。残されているのは、価値観の多様性を認めながら、当事者たちの合意できる解決策を探る話し合いの道である。

一九五〇年代の繁栄をもたらしたのは、科学技術文明に対する信頼と、伝統的なキリスト教的な倫理観である。その結果が、高度の専門技術をもつテクノクラート主導による管理社会という思想であった。だがとりわけヴェトナム戦争の推移は、そうしたテクノクラートが具体的な政策決定においてしばしば当てにならないことを暴露した。テクノクラシーによる社会改革に対する幻滅、少数派の権利に対する覚醒、これらは伝統的な価値観に対する疑いを呼びおこした。もはや価値の多元性は自明である。米国は、しばしば指摘されるように、異なる文化に根ざす移民から成り立つ国であり、もともと価値の多様性は存在していた。しかしそのことが人々にはっきりと認識され、個人にかかわる事柄の決定は個人に委ねるべきだと考えられるようになるには、六〇年代の社会的危機を経る必要があった。

七〇年代には、過激な社会運動が鎮静化する一方で、さまざまな分野での現実的な改革運動が着実な成果を生むことになる。ちょうど医療問題が大きな社会問題となりつつある時期であった。ニクソンはケネディ以来の科学政策を転換させた。ガン撲滅の旗印のもと、科学研究予算はアポロ計画に代表されるビッグ・サイエンスではなく、生命科学や医学研究中心に割り当てられた。この政策変更の背景には財政の悪化があり、医療保障制度も見直される。人々は適切な医療費の配分と公正な医療問題に目を向けざるをえなかった。こうした事態が人権意識の高揚と結びつく。特に影響が大きかったのは、消費者運動である。

2　消費者モデルの導入

ケネディは一九六二年の特別教書の中で消費者の四つの権利を掲げた。安全である権利、知る権利、選ぶ権利、意見を反映させる権利の四つである。ここには消費者運動の要求が簡潔に示されている。消費者主権主義（consumerism）の影響はケネディ政権の後押しもあってしだいに広がり、やがて医療の場にも及ぶ。医療もまた一つの消費サーヴィスであり、医療サーヴィスはその提供者（health care-provider）と消費者（health care-consumer）とが織りなす関係である。医療の場はサーヴィスの市場であり、消費活動の一形態として理解されなければならない。一九七〇年代には、サーヴィスとしての医療という言い方は、こうした動きに批判的な医学の専門家でさえ普通に口にするものとなる。

消費者モデルの導入は、いうまでもなく、伝統的な医療的パターナリズムに対する批判を意味していた。先にも見たように、ヒポクラテスの「誓い」は、「私が自己の能力と判断とに従って医療を施すのは、患者の救済のためであり、損傷や不正のためにはこれを慎むでありましょう」（ヒポクラテス、249）と語っていた。医療は、父や聖職者さらには神にも比せられる医師によって、無力で何も知らぬ子どものような患者のために施されるものであった。医師には、技術的判断だけではなく、患者にとっての価値をも決定することが求められてきた。これに対して医療がサーヴィスとして規定されるとすれば、医師患者関係は一方的な上下関係ではなく、対等な水平関係として理解されなければならない。もはや医師にすべての意思決定の権限を委ねるわけにはいかない。患者もまた権利をもち、意思決定を下す主体、つまりは人格である。異邦人であった患者は医療の意思決定の場に主体として登場することを要求する。こうして、ラムジーのいった「人格としての患者」が、ラムジーからすれば一種の平板化を含む形で、新しい医療モデルを求める社会運動のキャッチフレーズとなる。

確かにあるべき関係は、ラムジーがいうように(52)、たんなる消費関係よりも一層緊密な信頼に基づく関係でなければならないであろう。しかし、その出発点は消費者としての患者の注文に基づくサーヴィス関係、経済活動上の一種の契約関係にある。意思決定の権利は医師と患者の双方になければならないが、少なくとも医療行為の出発点は顧客の注文にある。生命や健康の問題は、たとえ専門家であっても他人まかせにはできない。医療のあり方を決定するのは、公正なよりよい医療サーヴィスを求める患者の要求である。従来のパターナリズムの場合のように、患者を価値判断の外に置くことなど論外である。消費者としての患者（consumer-patient）の脅かされた人権は守られなければならない。もちろん、縦であった医師と患者の関係を横にしたからといって、患者が医師と同じ専門的知識をもつことになるわけではない。医療については患者はあくまでも素人の位置にとどまる。しかし、この素人の患者の注文から医療サーヴィスは始まる。それが可能となるためには、注文を出すための情報が提供されていることが前提となる。新しいモデルにとってインフォームド・コンセントが不可欠である。情報はサーヴィスの技術的な側面よりも、予想される結果や質にかかわるものとなろう。医師には情報を提供する義務があり、患者にはその情報に基づいて選択する権利がある。こうして、インフォームド・コンセントが新しい医療の場の指導原理として位置づけられることになる。

こうした新しい医療についての自覚的表現は、一九七三年に米国病院協会（American Hospital Association）が公表した「患者の権利章典」[53]に見ることができる。これは「伝統的な医師患者関係にとって代わる新しい様相（a new dimension）」を描き出そうとするものであった。「患者は思いやりと敬意ある医療を受ける権利をもつ」に始まる章典の本文は、病状から病院の規則や費用の明細まで患者の権利が及ぶ情報の範囲を細かく規定している。そして、第四項として、「患者は法に認められる範囲で治療を拒否し、拒否した場合の医学的な結果ついて情報を与えられる権利をもつ」ことが宣言されている。この治療の拒否権の考え方は、医師患者関係モデルの変革以前には存在しえなかったものである。医師が価値的な選択を含め医療全般にわたる決定権をもつとすれば、素人である患者には本来口を挟む余地はない。医療倫理が医師の専門職倫理に尽きるゆえんである。しかし医療がサーヴィスであり、患者が意思決定の主体、人格であるとすれば、サーヴィスのキャンセルも当然ありうる。ここに、医療における意思決定の場は患者を含むより広い社会規範の下に包摂されることになる。医療倫理は伝統的な専門職倫理としての医の倫理を越えざるをえない。医療においても、多様な価値観の対立を調停する話し合いの道を探る必要がある。ヒポクラテスの「誓い」から「患者の権利章典」へという変化は、医療の倫理的問題に関して伝統的な医の倫理に代わる新たな医療倫理の対応、すなわち生命倫理を要求する。これはまた、医療をめぐるさまざまな判例によっても支持される動きであった。(54)

3　医療過誤裁判とインフォームド・コンセント

インフォームド・コンセントの概念は医療モデルの変革の主張にともなって大きな意味を与えられることになった。通常、この概念には二つの起源が指摘される。一つは、すでに見た人体実験をめぐる動きである。もう一つは、二〇世紀初頭以来の医療過誤裁判の流れである。後者について、フェイドンとビーチャムは三つの段階を区別し、説明している（フェイドン・ビーチャム 1994, 97ff.）。その第一は一九〇五年のモーア対ウィリアムズ判決から一九一四年のシュレンドルフ対ニューヨーク病院協会判決に至る四つの医療過誤裁判——暴行判決——である。ここでまず同意（コンセント）の概念が明らかにされた。

「成人に達し、健全な精神をもつすべての人間は、自分の身体に何がなされるべきかを決定する権利がある。したがって患者の同意なしに手術をする主治医は暴行を侵すことになり、その損害への責任を負う」

このシュレンドルフ事件におけるカードゾ判事の言葉はよく引かれるものである。その事件は、患者の同意をとって腹部検査をしたところ、子宮筋腫が発見されたので、患者に無断で——患者は手術はいっさいしないように述べていた——手術が行われたというものであった。侵襲をともなう医療行為は、たとえ患者の利益につながるものであっても、同意に基づかないかぎり、暴行と考えなければならない。この同意概念の根拠は、患者の自己決定権に求められた。患者の自己決定という言葉はカードゾによって用いられ、広く知られることになった。こうして、まず医師に患者の同意を得る義務があることが認められた。

第二の段階は、一九五七年から七二年までの時期である。ここで、コンセント概念にインフォームドという条件が明示された。一九五七年、大動脈造影によって下半身麻痺に陥ったマーティン・サルゴは、検査を担当した医師と病院の責任者を麻痺の危険性を警告しなかったとして訴えた。この裁判の判決の中で、カリフォルニア州控訴裁判所は、治療の同意を得るために必要な情報をすべて提供する義務があったことを認め、初めてインフォームド・コンセントという言葉を使用した。その後、この新しい概念は幾つかの判例によってしだいにその意味を獲得していく。カンザス州最高裁判所による一九六〇年のネイタンソン対クライン判決は、医師の開示義務について次のように規定している。

「病気の性質、治療の内容、成功の可能性または代替治療、そして身体に生じるかもしれない不幸な結果と予期しない事態の発生について、なるべくわかりやすい言葉で患者に開示し説明すること」

こうした情報を提供することは医師の義務である。ここでも、その根拠は患者の自己決定権に求められた。自己の身体の主人である患者は身体になされる行為の予測される結果について知り、その情報に基づいて決定する権利をもつ。たとえ患者のためと思われることのためであっても、医師が患者の自己決定権を侵すことは許されない。

第三の段階は、一九七二年以降の開示の基準をめぐる議論の展開として位置づけられる。医師が説明すべき情報の範囲については、三つの立場が認められる（Cf., BEAUCHAMP & CHILDRESS 1983,

74ff.; 邦訳、102ff.)。専門的慣行基準、理性的人間基準、主観的基準である。従来主流となってきたのは専門的慣行基準であり、説明すべきは医師の集団内の通常の業務で説明されている範囲の情報だとするものであった。これに対しては、平均的な理性的人間なら決定を下す際に必要となるあらゆる情報にまで説明義務範囲を広げるべきだとする理性的人間基準からの批判がなされてきた。その点で注目され、大きな反響を呼んだのは、一九七二年にコロンビア特別区控訴裁判所が出したカンタベリー対スペンス判決(Cf., BEAUCHAMP & WALTERS 1978, 142-144)であった。判決は開示義務にかかわる「第一原則」に遡って下されている。まず「成人に達し健全な精神をもつすべての個人は、自己の身体の扱いを決定する権利をもつ」ことが根本前提である。そして、「真の同意とは情報に基づく選択行為(the informed exercise of a choice)であり、それには代替手段とリスクの知識に基づく評価の機会が必要である」。患者が医学の素人であることから、この同意のために医師による開示の必要性と義務が生じる。すなわち、自己の身体に対する決定権を根拠に、インフォームド・チョイスを可能にする医師の情報開示の義務が明言された。その際強調されたのは、治療の方針を選ぶのが医師ではなく、患者だということであった。そのため、説明義務の範囲に関して、専門的慣行基準が否定され、理性的人間基準が採用された。

「専門的基準だけによって範囲をどのように定義しようとも、患者が自分に対して行われる治療を決定する権利と対立してしまう。この権利は、すでに述べたように、開示義務のまさに基礎であり、患者の知る権利とそれに対応する医師の説明義務とは、その範囲が医学専門職によって規定されるとすれば、効力が弱められてしまうのである」

開示しなければならないのは、専門家から見て必要な情報ではなく、患者の福祉に関連するあらゆる情報、可能な代替手段とその各々の危険性でなければならない。医師と患者とでは医療に関する目的も関心も異なりうるからである。

この基準の変更を認めた判決は画期的であった。当時の主流は専門的慣行基準にあったからである。そのため抵抗も大きく、理性的人間基準は裁判所ではその後も少数派にとどまることになる。だがこの判決が認めたインフォームド・コンセントのあり方は、先に見た消費者モデルの前提としてのインフォームド・コンセントの考え方にまさに重なるものであった。ここに社会運動に発する動きは法的な表現を獲得し、医療の意思決定のあり方の変化を外から迫ることになった。これは一九七〇年代初頭の出来事である。

4　インフォームド・コンセントと医療の変化

こうした医学の外での変化は、医学の内での変化と無縁ではない。インフォームド・コンセントの概念が米国の医療において中心的な概念となったのは、上に見たような医学の外での意識の変化と医療過誤裁判の判例の影響が大きい。そこには、米国がもともと「真実狂いの社会(a truth-crazed society)」(LANTOS 1997, 82) だという文化的背景も関係しているであろう。だが、そうした医学をとりまく外的条件だけをもって、インフォームド・コンセントがいわれるようになった理由とすることはできない。それを必要とする医学の側の変化が見逃されてはならない。感染症中心の時代から慢性疾患中心の時代へという疾病構造の変化との関連は、しばしば指摘されるところである。治療法が一意的に決まりにくくなるために、治療法を選択するための意思決定の余地が生まれるからである。そうした点も含め、米国の真実狂いを指摘したラントスは、現在の医療との関連で四つの理由をあげている (LANTOS 1997, 86-89)。

第一は、現在の医師は自覚症状のない患者の疾患を診断できるようになったことである。従来、病人の心理状態が健康な人とは大きく異なることが指摘され、そのことをもって真実を告げないことが正当化されてきた。正常な心理状態にない患者は真実に耐ええないのではないか。しかし、自覚症状のない患者についてはそうした正当化は不可能となる。たとえば、遺伝病の保因者検査を受ける健康な人の場合がその典型である。この場合、いうまでもなく、心理状態の違いを理由に真実を告げるべきではないという主張は成り立たない。

第二は、現代的な治療の多くが大きな侵襲性をともなうことである。医師でもあるラントスは、現代では、疾患によってもたらされた状態をいったんさらに悪化させてから治療するという形が一般的であるという。

「われわれの治療的介入では、まったく健康だと感じている患者を捕まえて、ひどく具合が悪い状態にしてから再びよくしようとする。〈害を与えることなかれ〉という昔からの医学の格率は、現代医学では本質的に時代遅れとなってしまった。たいていはよりよい善を実現することを期待しているとはいえ、われわれは確かにいつも害を与えているのである」

先に見た医療過誤裁判の多くも、現代医療の侵襲性に対する医師たちの無自覚をついたものであった。ラントスも、サルゴ事件とカンタベリー対スペンス事件の判決を例にあげている。確かに、ラントスの指摘する侵襲性は昔の治療にも伴っていたといえるかもしれない。しかし、現在では侵襲の度合いが比較にならないくらい大きくなっており、しかも大きな侵襲性をもつ治療がはるかに一般化してきている。現代医療は治療という目的の善性によって自動的に正当化しうる範囲を大幅に越えた侵襲性を身につけてしまったのである。だが同時に、侵襲の度合いを予測する手立てもかなり整ってきた。現代医療の侵襲的性格とその予測可能性を自覚すれば、医療陣が治療に際してインフォームド・コンセントを無視することは許されない。

第三は、臨床疫学の発達によって、データが蓄積され、多様な治療法の選択肢が結果の定量的予想とともに提供できるようになったことである。現在では、それぞれの療法に関して、副作用、効果、危険性の予測がかなり可能となってきている。こうした選択の多様化によって、意思決定を患者と分担することが促進された。多様な治療法が示されることによって、最善の治療法が一意的には決定しにくくなったからである。さまざまな結果の予測が出来れば、どれを最善として選択するかは観点によって大きく異なってくる。一方的に医師が治療法を選択することは、もはや不可能である。医療の発達は患者が意思決定に直接参与することを要求する。

最後に第四として、ラントスは、医学が進歩するという考え方が一般化したことをあげている。現在では、新しい療法が次々に登場することをわれわれは誰でも知るようになった。一方には新しい実験をいつでも試みたいと考えている医学研究者がおり、他方には新しい療法の恩恵には浴したいものの実験の被験者にはなりたがらない患者がいる。ラントスによれば、その間をとりもつのが、医学研究のさまざまなガイドラインが求めるインフォームド・コンセントである。それによって、研究者の欲望と患者の欲望に折り合いがつけられる。医学の進歩への期待は、インフォームド・コンセントを受け入れやすい風土を形作る。インフォームド・コンセントを支えるのは進歩を期待する医学の内と外の欲望である。

このように四つの理由をあげたラントス自身は、インフォームド・コンセントが十分に機能するどころか、悪しき結果をもたらしていることを指摘している。それは、一九七〇年代以降、医師と患者との間のバランスを取るものと期待されてきたにもかかわらず、しだいに患者の力を殺ぐ形に変質してきた。今やインフォームド・コンセントは、悪い結果について話しておけば、そうなってもその責任は患者にあるといった説明責任回避の手段と成り果てている。ラントスによれば、そうした変質は裁判の圧力から生じた自己防衛的態度に大きな原因がある。現状のインフォームド・コンセントは、それを必要とする医学内部の変化にもかかわらず、適法性のみに注意を奪われ、何が良いことであり、何が卓越したことなのかという道徳的な視点に応えていない。それがラントスの批判である。

こうした批判の検討はここでは行わない。確認したいのは次の点である。インフォームド・コンセントに関してラントスが説明しているように、変化は単に外からのみ生じただけではない。それに対応し、それを受け入れるような内的な変化があった。生命倫理の誕生についても、そうした内的変化を視野に入れる必要がある。その点に注意しながら、関心が人体実験からしだいに医学・医療の全般へと広がっていく過程を追わなければならない。医学の内部では、変化がすでに一九六〇年代半ばから始まっていた。それが第Ⅱ部の主題となる。

II　何も隠されていない

第一章　シアトル人工腎臓センター、神様委員会

1　「彼らは、誰が生き、誰が死ぬのかを決定する」

一九九二年九月、「生命倫理の誕生」と題された会議がシアトルのワシントン大学で開催され、生命倫理のパイオニア四二名が参加した。『ライフ』に掲載されたシャーナ・アレグザンダーのルポルタージュ「彼らは、誰が生き、誰が死ぬのかを決定する」(ALEXANDER 1962) から三〇年になるのを機会に、「米国における生命倫理の過去三〇年と続く三〇年を祝う」のが目的であった。主催したのは、ワシントン大学医学部 (Medical School) の医学史医学倫理学学科長アルバート・ジョンセンである。

ジョンセンは会議の目的について次のように説明している。米国における「生命倫理は医学内部で

実践される道徳哲学の一分野にまで成熟し」、医学や医療に大きな影響を及ぼすようになった。だが、生命倫理の起源、形態、影響などについては、まだ研究が始まったばかりである。過去を振り返ることで、これから先の道筋に見通しをつけることも可能となる。「医学に関するこの新しい倫理、生命倫理はどこから来たのか」、それを明らかにしなければならない。この観点からすれば、アレグザンダーの記事はかっこうの里程標である。(55) 確かに、生命倫理の誕生に特定の運動や出来事を指定してやることには危険がある。同じ会議に出席したスウェイジーは新しい分野の出発点とされる出来事や業績は一般的に「後知恵」にすぎないことが多い点を指摘し、アレグザンダーの記事もあくまでも「前生命倫理期における（in the *pre*-bioethics era）」出来事と考えるべきだと語っている（SWAZEY 1993）。ジョンセンも記事を生命倫理の展開との関係でどのように位置づけるか、誕生なのか、受胎なのか、それとも単なる予兆なのか、意見が分かれることは認める。しかしジョンセンによれば、この記事には生命倫理の歴史を語り始めるきっかけとするだけの価値がある。アレグザンダーのルポルタージュが取り上げていたのは、ワシントン大学で開発された人工腎臓をめぐる問題であった。

一九六二年、当時『ライフ』の記者であったアレグザンダーは「記者生活で経験した最も恐るべき困惑させられた話、生と死委員会、いわゆる神様委員会についての話」（ALEXANDER 1993）を取材するためにシアトルにやってきた。取材には六ヵ月が費やされ、「彼らは、誰が生き、誰が死ぬのかを決定する」は『ライフ』の一一月九日号に掲載された。

ルポルタージュはひとりの男性の話から書き始められている。

「ジョン・マイアズは自分の腎臓の病気については除隊となった一九四五年に受けた定期健康診断の時から知ってはいた。しかし二年前まで調子は悪くなかった。その時から頭痛が始まり、血圧が上がり始めた。昨年の夏ごろには、ベッドからやっとのことで抜け出て、どうにか会社に行くような日も出てきた。彼は三七歳だった。彼にとっても妻のカーリーにとっても、病気が末期で、もう取り返しがつかないなどとは思いもよらなかった。だがどの医者にとっても、彼の病歴を一目見れば、ジョン・マイアズの死がおぞましくも間近に迫っていることは明らかだった」（ALEXANDER 1962, 102）

アレグザンダーはマイアズの日常生活を淡々と追っていく。マイアズは記事の前年のクリスマスに激しい発作に襲われるが、現在では仕事に復帰している。普通の人と違うのは、右腕にプラスチックのチューブがついていることである。そして、週二回、月曜と木曜日に、シアトルのダウンタウンにあるスウェーデン病院に行き、機械にチューブでつながれる。機械は人工透析器である。それは「医学の歴史における最初の真の人工臓器」であった。透析には一〇～一二時間かかる。マイアズは火曜と金曜の朝、機械のチューブをはずしてもらい、会社に出勤する。「機械が彼を生かしている」のである。

人工腎臓を開発したのは、ワシントン大学医学部のベルディング・スクリブナーであった。腎臓の透析器自体はすでに第二次大戦中のドイツ占領下のオランダで開発されていた。開発にあたったのは、当時フローニンゲン大学で無給の副手を勤めていたウイレム・コルフたちであった。しかし、対象は急性の腎臓病患者に限られていた。それをスクリブナーは慢性患者にまで対象を広げることを考えた。機械を改良するとともに、上腕部に二本のチューブを埋め込み、それを透析時以外はシャントと呼ばれるU字型のチューブでつなぐ方法が開発された。これによって、患者は日常生活を送ることが可能になった。最も成功を収める人工臓器の登場である。

スクリブナーは透析器の改良後直ちに患者に対する実験を一九六〇年から開始する。まず余命一週間と診断された患者が選ばれ、次いで一月後に三名の患者が追加された。いずれの患者も経過は良好だったが、一三カ月後に実験は技術的理由からいったん中止状態になる。この実験はマスコミには伏せられていた。だが専門家の間には噂が広がり、実験を拡大して再開するようにという圧力が高まった。問題は費用の点にあった。患者一人当たり年一～二万ドルの費用が見込まれた。そこで、スクリブナーはハートフォード財団の資金援助を受けて、地元のキング郡医師会の協力をとりつけ、診療所を作ることにした。それが、一九六二年一月、スウェーデン病院内に開設されたシアトル人工腎臓センターであった。

費用の点以外にも、開設する前から問題は予測されていた。患者は一〇〇万人に五～一〇人である。しかし病院のベッド数は九で、しかも患者は恒常的に透析を受けなければならない。どの患者を治療すればよいのか。そこで、郡医師会は二つの委員会を作り、対象患者の選択を委ねることにした。

一つの委員会は専門家の医師からなる医学諮問委員会であった。これは、医学的観点からの選抜を目的とする。患者は身体的・精神的に透析に適応のあることが求められた。たとえば、アレグザンダーはマイアズについてこう語る。彼はきちんと透析を受け、食事等に気をつけていれば、平均寿命くらいは生きられそうだが、透析を止めれば、一、二週間で亡くなることを知っている。彼は機械によって生かされてはいるが、だからといって「機械の奴隷」になっているなどとは考えていない。彼は、ただそれが必要なだけだという。担当医によれば、こうした即物的な態度は透析に向いている。

だが、医学諮問委員会の選別は第一段階にしかすぎない。その選別だけではセンターが対応できる患者数をこえてしまう。そこで、第二の選抜方針委員会が登場する。「生と死委員会」、いわゆる神様委員会」である。委員はいずれも「高潔で、善良な市民」から選ばれ、報酬なしの匿名のボランティアとして活動することになった。弁護士、牧師、銀行家、主婦、公務員、労働者の代表、そして腎臓病は専門外の外科医の七人である。スクリブナーたちからは、医学的理由で子どもと四五歳以上の成人は対象からはずすようにという提案がされた。それ以外の選抜については、すべて委員たちの話し合いにまかされることになった。

委員会は患者の名前を特定せずに、選考することに決めた。考慮されるのは、患者の年齢、性別、既婚かどうか、扶養者の数、収入、純資産、情緒的安定度、教育水準、仕事の性質と過去の業績と将来性であった。そうして、まずワシントン州の住人に対象を限定することを決定した。透析器の研究を行ってきたワシントン大学医学部と大学病院が州の補助を受けているというのが理由であった。

「これもまた恣意的な理由ではあったのですが、われわれはともかくもどこかから始めなければならなかったのです」と、委員の一人は述べている。その結果、後に委員たちはある医師の妻が他州に住んでいたために対象からはずされ、亡くなったのを知ることになる。そして、再度の絞り込みの後、五人の患者から二人が選ばれた。航空機会社の労働者とマイアズであった。

委員会での討論の詳細は公開されていない。しかし、アレグザンダーは委員に個別にインタヴューし、委員たちのさまざまな考え方とともに、委員会でどのような基準が採用され、最終的な選抜が行われたのかを明らかにした。治療のために引っ越す資産があるかどうか、治療後に仕事に復帰できるかどうか、社会に対する貢献の可能性の高さ、教会の活動に積極的かどうか（これは品性と道義心の尺度になると委員の一人はいう）、資産があれば患者が亡くなっても家族は困らないのではないか、残される妻が若ければ再婚の可能性が出てくるのではないか等々。こうしたことが最後の選抜で議論となった。その議論からすれば、沢山の子どもをもつ父親で、財産を失ってから、他の男性の候補者が最も少ない時期に病気になるのが一番いいことになりそうだとアレグザンダーは皮肉な口調で紹介している。結局、選抜の基準は、社会に対する貢献度と患者が亡くなった場合の社会に対する負担の少なさに求められた。しかしたとえそうした基準を認めたとしても、本当に適切な選抜が行われたといえるのだろうか。アレグザンダーは懐疑的にならざるをえない。記事はマイアズの言葉で締め括られている。

「設備が無制限でない限りは、誰かが選び出さなくてはいけないとは思います。で選んだ後で、選び終えた人は家路について、夜は眠らないといけないわけです。でも何と恐ろしい決定なんでしょう。それは神を演じようとするようなものです。はっきりいって驚くのは、お医者さんたちがこうした仕事を進んで引き受ける七人の人を選ぶことができたことです」(*Ibid.*, 125)

2　神を演じること

アレグザンダーの記事は米国全体に大きな反響を呼んだ。特に報道された選抜方法はさまざまに批判された。それは透析器を開発したスクリブナーの予想をはるかにこえる激しさであった。医療の専門家からも冷ややかな反応が返ってきた。神様委員会は専門職の責任の放棄になるのではないか、委員会など単なる宣伝の手段にすぎない等々。そうした反響を前にして、スクリブナーは選抜方法ばかりが注目され、なぜ救命できるようになったことに目を向けないのか、当惑を隠せなかった(56)。しかし人々が印象づけられたのは、救命の可能性の拡大よりも、それにともなう新しい選択の問題であった。「神を演じる（play God)」というマイアズの言葉にそうした事態への驚きと困惑がよく示されている。新しい医療によってそれまでは失われた命が救われる。しかし命を救うための新しい機械の開発は、誰の命を救うのか、結局は誰を死なせるかという選択をせまることになる。ここには、新しい医療技術によってもたらされる生命の人為的選択という問題がはっきりと姿を現している。

この点については、ジョーゼフ・フレッチャーの古典的な指摘がある[57]（FLETCHER 1973）。フレッチャーは現代医療をめぐる問題を「生命の尊厳（the sanctity of life）」から「生命の質（the quality of life）」への原理的転換という形で整理してみせた。フレッチャーによれば、前者は科学以前の段階における医学的理想主義の古典的教義であったが、今や後者を原則とする倫理学に道を譲らなければならない。

古来、人間は「古い慣習的な概念装置を使って、生や死を過程としてではなく、ごく自然に出来事として考えてきた。これらの出来事あるいは挿話は〈自然〉の偶然や、ある種の特別な摂理によって起きると、われわれは思っていた」。生と死はいわば神が独占的に支配しており、生命は至高の存在に由来するがゆえに神聖なものとされた。生命は尊厳（神聖さ）をもつ。そこから帰結するのは「生命至上主義（vitalism）」であり、人間の生物学的生命の保護と維持が医療に課せられた至上命令となる。しかし、生命至上主義、延命絶対主義が通用したのは、人間が無知であったからにすぎない。科学技術の進歩は、人間による生と死の効果的なコントロールを可能にするところまできた。生殖技術や延命技術の飛躍的な発達がそれである。これによって人知の及ばぬ出来事を説明するために呼び出された神、人間の無知という「ギャップを埋めるための神（God of the gaps）」は「死んだのである」。この神の死こそ、「生命の尊厳」から「生命の質」へと倫理学の原理的転換を要求するものにほかならない。

しかしフレッチャーによれば、この神の死を認識している人は少ない。「だから、現代医療の中で実行されなければならないたくさんの意思決定のことを、いわば〈神を演じること〉だと人々が不平をいうのを聞いても、それは少しも驚くべきことではない」。そうした不平に対して唯一可能な答えはそれを認めること、「すなわち、〈ええ、われわれは今神を演じているのです〉と答えることである。しかし、本当の問題は、〈どの神を、あるいは誰の神をわれわれは演じているのか〉ということである」。原始的な神に代わって、人間は自らの意思に基づく質的選択をしなければならない。新しい質的調整とそれにともなう責任の問題、それを現代医療はもたらした。この転換の認識が議論の出発点にならなければならない。これがフレッチャーの診断であった。

この診断は生命倫理が扱うことになる問題の特徴をよくとらえている。その後、人々の関心を集めることになる出来事の多くはフレッチャーのいう質的選択の問題を含むものであった。その意味では、アレグザンダーが報告したシアトルの出来事は、生命倫理に登場する問題一般の特質をよく示していた。その点を広く人々に知らせたことに、アレグザンダーの記事のもつ先駆的意義はある。

しかしこの記事が大きな反響を呼び起こした理由は、そうした新しい医療に伴う質的選択の問題を指摘したことだけにあるわけではない。むしろ反響の焦点は、問題の選択が市民の手に委ねられたことにあった。専門職としての責任の放棄だという医療専門家たちの反応は、その点を端的に示している。人々の感じた困惑の主たる原因も自分たちが意思決定の場に呼び出されたことにあったのではないか。アレグザンダーの記事は、医療における意思決定のあり方が変化しようとしていることを伝えていた。この記事が「生命倫理の誕生」に結びつくのは、むしろこの点に求めなければならない。

3　誰が神を演じるのか

アレグザンダーが一九六二年に取り上げた患者選抜の問題は、それ以後も次々と実用化されていく先端医療によってその重要性がますます意識されていく。問題はやがて資源配分問題という形に整理され、生命倫理における議論の大きな一部を占めることになる。先駆的な研究にはラムジーの「どのように選択するかを選択する、患者と稀少医療資源[58]」(RAMSEY 1970, chapter 7, Choosing How to Choose, Patients and Sparse Medical Resources) や、ジェイムズ・チルドレスの「全員が生きられないときに誰が生きるべきか」(CHILDRESS 1970) がある。いずれも発表は一九七〇年であった。

ラムジーはその論文の中で、六二年の段階から見れば、費用の点では事態が改善されつつあることは認める。しかし他方で全米的に見た場合、透析および腎移植に必要となる膨大な金額をあげ、シアトルと同じ問題が残っていることを指摘する (RAMSEY 1970, 243 & 240-241)。また、チルドレスはヴァージニア大学医学部付属病院では一九六五年から六六年にかけての一年間で治療を求めてきた一三人の患者のうち九人にしか対応できなかったという担当医の言葉を引いている (CHILDRESS 1970, 396)。新しい技術はその新しさゆえに常に稀少であり、選別は避けがたい。ここでの問題は、ヨナスがいっていた「倫理学理論における有名な難破船の例」のように「できるだけ何もいわない」方がよいとして、やり過ごすことは難しい。

ラムジーにしろチルドレスにしろ、シアトルの委員会で採用された社会的価値基準による選別を批判する立場を打ち出した。委員会は人間の超越性、尊厳性を否定して、人間の意味を社会的役割にのみ切り詰めている。しかし、すべての人間は救われるべき平等の機会をもつ。そのため、治療効果の評価に基づく第一段階の選抜の後は、すべての人に同じ救命の機会が与えられる無作為抽出、くじ引きによって決定すべきである。選別における平等主義が二人の主張であった。ラムジーはいう、「賭けられているのが生命の終わりで、すべての生命を救うわけにはいかないような時には、人間は誰が生き、誰が死ぬのかという選択から可能な限り遠ざかるべきだと論じるのが適切であろう。その時、人間は正しく〈神を演じる〉のでなければならない。神は善人にも悪人にも日を昇らせ、義なる人にも義ならざる人にも雨を降らせたまうのである」。「人間の社会的価値を真に正しく評価する方法を知りえようのない」以上、われわれにとって無作為抽出こそ正しく神を演じることなのである(59)(RAMSEY 1970, 256)。ラムジーとチルドレスは、いわば神を演じることの意味を解釈しなおすことによって、先端医療のもたらす選択の問題に答えようとした。

しかし、こうした選別の問題は先端医療の登場によって初めて生まれたものではない。医療においては、同じ構図はいつでもあったはずである。チルドレスも「問題が人工臓器と臓器移植のドラマチックな使用によってわれわれに否応なしに迫ってきているとはいえ、新しい問題だとはとてもいえない」とする。そして、バーナード・ショウの戯曲『医師のディレンマ』(一九四一年)の一節を引用している。医療の場ではある意味で生命は常に選ばれてきたのであり、問題は伏在してきた

(CHILDRESS 1970, 389)。しかし、少なくともそれまでは、一般の人間が選択を迫られることはなかった。したがって、問題を知ることもなかった。それは医師のディレンマであって、一般の人々の問題ではなかった。もし、批判者たちがいっていたように、すべての決定が専門家だけで行われていたとすれば、アレグザンダーの記事が書かれたかどうか疑わしい。少なくともこれほどの反響は呼ぶことはなかったのではないか。シアトルの問題の新しさは、正確には、選別そのものではなく、それが医師以外の人々の手に委ねられたことにあった。

キング郡の医師会が二つの委員会を作ったということは、何を意味するものであったのか。アレグザンダーはいう。「それは医学の専門家たちではなくて、社会全体がどの患者を治療し、どの患者を死なせるかという選択の重荷を分けもつべきだという原則の採用を意味する。そうでなければ、社会は医師たちだけに神を演じるように強いることになろう」。選抜方針委員会は「医師たちと一般社会との間の緩衝器」の役割を果たすことが期待された。

伝統的な医の倫理では患者の選抜が視野に入れられることはなかった。そこでは選ばれた患者への最善の努力だけが求められていた。しかし現実には、常に選別は行われてきたはずである。それを「神を演じる」と呼ぶとすれば、医療には専門家に神を演ずるべく強いる側面があることを認めなければならない。ただその側面は専門家個人の責任というヴェールに覆われて、表だって口にされることはなかった。パターナリズムという言葉が聖職者・神をも意味する言葉から作られていることを思い出すべきである。しかし、もはや専門家の黙せる責任といったやり方では問題には対応できない。

異邦人との「思想」の違いを理由に専門家個人の良心的パターナリズムで対応するには、問題の場面があまりにも拡大されてしまった。その拡大をもたらした新しい医療は緩衝器を必要とする。それがスクリブナーたちの判断であった。医療的パターナリズムはその崩壊の要因を医療内部に有していた。もちろん、こうしたスクリブナーたちの判断を単純に専門家の責任の放棄に結びつけることは誤りであろう。そこでは、従来明示されていなかった重荷への対処を明示することで、責任の新しいあり方が求められていたと見るべきである。それまでとは異なる意思決定のあり方を医療自体が要求している。そこにスクリブナーたちの判断の積極的意味を求めることができる。その点を暗示したことが、アレグザンダーの記事が生命倫理の誕生に結びつけられる最大の理由であると思われる。

しかし、ここから生命倫理が直線的に誕生したわけではない。シアトルの人工腎臓センターの「神様委員会」は、批判にさらされた後、役割を大きく変えることになった。市民からなる委員会はあくまでも助言する立場にとどまり、最終決定は専門の医師たちの委員会が下すことになったのである（Cf. RAMSEY 1970, 244）。その後、スクリブナーが示唆した方向は専門家の責任という観点からの批判によって一時影を潜めることになった。それはラムジーとチルドレスの論文がアレグザンダーの記事が現れた直後ではなく、一九七〇年になって登場したことからもうかがえる。実際、六〇年代には、医療に伴う問題に関する議論はあくまでも専門家を中心に行われていた。

第二章　臓器移植

1　臓器移植をめぐる専門家の責任

一九六〇年代半ば以降、大きな関心を集めた問題の一つに臓器移植があった。移植医療のアイデアは古くからあったし、一九二〇年代から三〇年代にかけて、アレクシス・カレルによって完成された顕微手術による血管縫合術の登場で、移植に対する関心が高まっていた。しかし、実行に移された移植の結果は惨憺たるものであった。試みられた皮膚や角膜の移植の結果から、ドナーとレシピエントが近親者の場合に成績が良く、血液型（ＡＢＯ式血液型が発見されたのは一九〇一年）の違いが関係ありそうだとわかる程度にとどまっていた。それが第二次世界大戦中に、英国のピーター・メダウォーを中心とするチームによっていわゆる拒絶反応の基本的な仕組みが解明される。これによって臓器移植が医療として成立する出発点が置かれた。とはいえ、臓器移植が医療としてただちに定着したのではない。

たとえばボストンのピーター・ベント・ブリガム病院では、死体をドナーとする腎移植実験が一九四五年から精力的に開始されていた(60)。しかしすべての移植、四〇年代の二三例、五〇年代に入ってからの一五例は、そのことごとくが失敗する。同病院で成功と呼べる例が登場するのは、一九五四年の一卵性双生児の間で行われた生体腎移植まで待たねばならなかった。その移植を担当したジョーゼフ・マレーたちのチームはさらに一四例の一卵性双生児間での「実験」の可能性を探り、実際に六例で移植を試みている。この実験は「将来的に個人間のそれぞれに特有の遺伝的バリアを克服する」ことを目指したものであった。七例のうちでほぼ成功したといえるのは四例で、うち一名は移植一年半後に無事子どもを出産したという。この実験が報告された米国外科学会のディスカッションでは、「一九五八年、ヒト移植への道」と題されたスライドが示され、主に放射線照射によって拒絶反応を押さえて移植を進める可能性が語られている（MURRAY *et al.*, 1958, 358–359）。その後、腎移植はまず二卵性双生児間へと拡大され、さらには非血縁者間の移植へと実験は続けられていく。しかし腎移植が死屍累々の人体実験の段階から抜け出すには、なお時間を必要とした。

変化のきざしは、一九六〇年代になってから現れる。マレーが拒絶反応を押さえるために、一九六一年から免疫抑制剤アザチオプリンを使用し始めたのである。これが臓器移植に医療として成立する可能性に現実味を与えることになった。マレーが移植医療の業績でノーベル賞を受賞するはるか後の一九九〇年になるが、六〇年代初頭にはすでにスクリブナーの人工透析器との関連で透析器と腎移植のどちらが経済的に見て効率的かという議論がすぐに起こるほどになっていた（Cf., RAMSEY 1970, 240-241）。こうした動きを受けて、医学専門家の中には移植にともなう「道徳的な問題」を指摘する者も出てくるようになる。たとえば、一九六四年の『内科学年報』二月号に編集長のエルキントンの寄せた論説「借用（人工および移植）臓器の使用における道徳的問題」（ELKINTON 1964）である。

エルキントンは、その論説をcannibalizingという刺激的な言葉（ここでは、とりあえずは「壊れた数台の車両から使える部品を寄せ集めて、動く車を一台作り上げる」という第二次大戦中に使われた意味で用いられている）で始め、現状への危機感を表明している。人工臓器や臓器移植について、マスコミには「現代医学の奇跡、生の死に対する勝利」といった言葉が踊っている。しかし過度の期待を生むような楽観的見通しが強調されるあまり、多くの問題が見逃されている。今や医学も現代医学の本質と将来という哲学的問題を問うべき時なのではないか。医療技術の発達は輝かしい未来ではなく、人間のcannibalizingが現実化する「悪夢のような世界」をもたらすのではないか。だがそうした将来への不安だけではなく、短期的にも問うべき問題は依然として多い。そもそも、人工臓器にしろ臓器移植にしろ、医療技術的には解決されていない問題を残している。人工透析器については、たとえば感染や血栓・出血など、多くの技術的困難が未解決である。また臓器移植については、生存率があまりに低すぎる。エルキントンはここで前年にワシントンで開かれた世界の代表的な移植医の会議での報告を引く。それによれば、ここ一〇年で行われた腎移植二四四例中、一卵性双生児間の移植二八例で二一名は存命、近親者間の移植九一例中一年以上生存は一名、近親者以外ないし死体からの移植を受けた一二〇例中一年以上生存も一名であった。後はすべて失敗、いずれも放射線照射ないし免疫抑制剤による治療を受けていてこの結果である。「臨床的観点からすればこの記録はバラ色とはいえないどころではなく、お先真っ暗である」[61]。「患者やドナー候補者や医師はこのことを知っているのだろうか」と、エルキントンは疑問を提示する。実験的段階にすぎない技術が、患者が絶望的な状態にあるということを理由に、途絶えることなく試みられていた。アザチオプリンの使用が始まったとはいえ、実際の臓器移植は一九六四年の段階でも医療と呼べるかといえば、かなり疑わしい状態であった。

さらにエルキントンは緊急性の高い問題として、社会的倫理的問題に言及する。それらは医学の奇跡ばかりが語られるなかで見逃されている。たとえば、どのような形でドナーを選抜するのか、新しい技術によって「患者は尊厳をもって最も苦しみの少ない形で死ぬ権利を否定されているのではないか」、生体腎移植でドナーとなる人は臓器を提供することで命を縮めているのではないか。また、死体がドナーとなる場合でも移植のために人工呼吸器を使って生かされていたという報告も出ている。そうした問題について、一般誌（lay press）では論評されていないわけではない。たとえば、ジョーゼフ・フレッチャーなどの発言である[62]。だが「少なくとも医学の専門文献では」、語られることがほとんどない。「何が可能であり、何が社会的道徳的に望ましいのであろうか」、それを医学専門家集団は考えるべき時である。そのことをこの論説は強調し、議論を呼びかけた。

エルキントンは論説のコピーをメダウォー、マレー、それにコルフやスクリブナーを含む欧米の代表的な医学研究者たちに送り、その反響の内から一三通を八月号に掲載するとともに、全体的な総括を行っている（LETTERS & COMMENTS 1964）。それを見ると、医学的に見て人工臓器や移植の評価はまだ定まっていないことがわかる。しかしどの専門家たちも、患者の救命と十分な生命状態の回復が医学の研究と臨床の第一の目的であると考えている。その意味では、実験的な試みを継続する必要があることについても見解の一致が見られる。たとえばコルフは「世界で最も豊かな国が病んでいる市民のケアを提供できない」といった事態があってはならないことを強調していた。だが何をもって十分なケアとし、何をもって患者の十分な生命のあり方とするかという「本質的に倫理的な判断」をめぐっては、見解は大きく分かれている。そのため、研究の推進とともに、社会的倫理的問題についても専門家の間で対話を続ける必要がある。その点をエルキントンは八月号で再確認することとなった。

対話ということでは、論評を寄せた一人の医師は『内科学年報』を刊行している米国内科医協会（the American College of Physicians）が哲学、宗教、生物学および社会科学の専門家による研究を支援すべきことを提案している。今や新しい医療にともなう問題を考えるには、「完全に新しい道徳的、倫理的、宗教的学説」が必要であるが、「医師だけがそうした定式化をなしうるか疑わしいと私は考えている」からだと説明されている（*Ibid.*, 362）。しかし、この提案は少数意見にとどまるものであった。問題に対して医療の専門家としてどのように対処すべきかを専門家の中で話し合わなければならない。それがエルキントンの呼びかけの趣旨であった。

もちろん八月号での議論の中にも、問題が専門家の議論だけでは終わらないという認識は認めることはできる。患者への情報とそれに基づく患者による決定という視点である。何人かの専門家は、生体腎移植に関して十分な情報を得たドナーの自由意思による決定とドナーへの圧力の排除の重要性を強調していた。ここには伝統的な医の倫理の枠組みをこえる問題がはっきりと現れている。しかしそこでの力点は、そうした事態に専門家としてどう対処するかということにあった。たとえば、マスコミによる過度の楽観論による悪しき影響は、新しい実験研究についての報告の場を一般紙ではなく、科学専門誌に限定することによって排除すべきことが主張されている。関心の中心は専門家としての新たな責任のあり方にあった。

2 心臓移植の登場

臓器移植をめぐる新たな責任の問題について、その後も専門家の間での議論は続いていく。たとえば一九六六年に開かれた「医学の進歩における倫理、特に移植との関連で」という医学会議である。これはエルキントンの論説にもコメントを寄せた英国の代表的な移植医ウドラフがチバ財団に働きかけ、その後援のもとに実現した。ウドラフはそれ以前から移植医療の倫理問題、特に臓器提供者に関心をもっており、ドナーが危険性を理解した上で自由意思によって提供することの重要性を強調していた（LETTERS & COMMENTS 1964, 356）。移植をめぐる問題は医師による意思決定だけでは対処しきれない。その意味ではウドラフにも、伝統的な医療的パターナリズムを超える問題の出現という自覚を認めることができる。会議には当時を代表する国際的な移植医たちが参加し、ウドラフの問題意識を受ける形で議論が進められた。中心議題はドナーへの強制の問題とその死をめぐる問題におかれた。ただ、この会議では問題点が確認されたにとどまり、積極的な結論が打ち出されるまでには至らなかった。

こうした中、「医学の進歩における倫理、特に移植との関連で」の開かれた翌年に、臓器移植は一躍世間の注目を集めることになる。いうまでもなく、世界最初の心臓移植の報が南アフリカからもたらされたからである。一九六七年一二月のことであった。執刀したのはケープタウンのフローテ・シュール病院のクリスチアーン・バーナード。ドナーは自動車事故で重傷を負った二二歳の女性で、レシピエントは重い心臓病を患っていた五五歳の男性患者であった[63]。レシピエントは一八日後に死亡する。だが、その数週間後に行われた第二例目の患者は五九四日間生存し、退院後、報道陣の前で水泳をしてみせるまでに回復した。その後、世界中で堰を切ったように心臓移植が行われ、日本の三〇例目（和田事件と呼ばれることになるもの）も含め、六八年には一〇八例を数えるまでに至る。

最初の心臓移植以降、臓器移植をめぐる関心は大きく変化することになる。それまでは移植の中心は腎移植にあり、議論の中心の一つは生者からの移植に置かれてきた。それが、心臓移植の報とともに、焦点が一挙に死の問題へと集中していく。その口火を切ったのは、いうまでもなく、ハーヴァード大学医学部の「脳死の定義を検討するための臨時委員会」の報告「不可逆的昏睡の定義」である。この報告は、第一例目の翌年、一九六八年に出されている。

もちろん、心臓移植の実施によって臓器移植に大きな関心が集まった結果、従来も指摘されてきた移植をめぐる問題点が一層強く意識されるようになった側面もある。特に臓器移植が成り立つ条件をめぐる議論である。臓器移植はドナーとレシピエントの関係を含む点で単純に医師の裁量に委ねられるものではない。たとえばオレゴン大学医学部のハワード・ルイスは、六八年の『米国医師会雑誌』の「医学と宗教」という小特集に寄稿し、ドナーとの関係を含む臓器移植の意思決定に関しては、従来の医の倫理では対応できず、社会も決定に参加すべきだと指摘している（LEWIS 1968, 387）。またジョンセンは、宗教的伝統からいえば、身体の一部を切断することには死後であっても強い抵抗があったことを指摘している（JONSEN 1998, 202ff）。そのため、臓器提供の意味づけをめぐって議論が続いていた。米国においても、まず行われたのは臓器移植そのものの成立条件をめぐる議論であった。臓器移植に関して、ドナーは死者だから臓器摘出には何ら問題がないとして話が進むようになるのは、脳死をめぐる議論が一段落する後の話である。「〈ドナー＝死者〉規則（the dead-donor rule）[64]」の成立は自明ではなかったのである。

その当時の代表的な見解は、『人格としての患者』に収められたラムジーの分析（RAMSEY 1970, Chapter 4, The Self-Giving of Vital Organs, A Case Study in Comparative Ethics, 165ff）によく示されている。ラムジーは双生児間での腎臓の移植を例に取り、それ以前のカトリックでの議論を整理しながら、臓器提供を自由意思に基づく自己犠牲として捉える視点を提示している。臓器提供を身体切断ではなく、贈与、「命の贈り物」として捉える視点である。そして、レシピエントに予想される利益がドナーへの危害を上廻るとき、この自己犠牲は許されるというのがその結論であった。この分析は臓器提供を「気高い行為」(JONSEN 1998, 203) と考える一般の人々の考え方とも、ドナーの同意を強調してきた専門家の指摘とも合致するものであった。同じ精神は一九六八年に統一州法委員会全国会議が作成したいわゆる「統一死体提供（贈与）法（the Uniform Anatomical Gift Act)」というモデル法案にも認めることができる。これは、生前の意思による贈与として死後の臓器提供を法的に承認し、生前の意思が確認されない場合には家族の承認によって臓器提供を認めようとしたものであった。この法案はその後各州で成立し、七〇年代末までにはほぼ全米で採用されていく。法案は死後の移植に関するものであったが、生者間の移植も後押しする形となった。

しかし臓器移植については、心臓移植以後むしろ関心は急速に冷えていく。それは、実施された心臓移植の結果があまりにも悪かったからである。一九六九年四月までで、二〇ヵ月生存していたレシピエントは一四二例中三七例、七〇年六月では、一六〇例中一〇名にすぎなかった。基礎的な免疫学的研究が不十分なことは明らかであった。そのため、移植医療に対する否定的な見方が急速に広がり、心臓移植は七〇年代半ばには下火となる。スタンフォード大学など一部の大学を除いては、八〇年代に入っても心臓移植に対しては批判的な意見が強かった。表面的には心臓移植が高額医療であることを理由にそれを否定する意見が述べられていた(65)が、その背景には結果の悪さもあった。心臓を含め複数の臓器・組織の移植が本格化するのは、シクロスポリンAといった新しい免疫抑制剤が使用されるようになった八〇年代も半ばになってからのことである。その時代になって生存率も飛躍的に向上し、臓器移植は医療として一応定着する。[66] しかしここで問題にしている時期においては、心臓移植の実施は逆に臓器移植の定着に水を差す役割を果たした。そのため、最初の心臓移植以降、臓器移植をめぐって行われてきた議論は影を潜めてしまう。

3　ハーヴァード大学医学部臨時委員会

確かに、死の定義をめぐる議論に、生命倫理の成立に関して新しい動きを見出すことは可能である。その点を脳死の定義を検討するためのハーヴァード大学医学部臨時委員会について見てみよう。この委員会の成立過程は、ロスマンの研究によってかなり詳しく明らかになっている（ROTHMAN 1991, 160-164）。

ビーチャーがこの臨時委員会の設立を思い立ったのは、世界初の心臓移植とは直接には関係がない。医学部長のロバート・エバートに設立を求めたのは、バーナードによる移植の二月前であった。ビーチャーは同僚のマレーが腎移植の先駆者のひとりであったこともあって、麻酔科医として移植にもタッチしており、臓器の供給に死の定義の見直しが不可避であると考えていた。そこで、学内の人体実験委員会を拡大する形で、死の再定義のための委員会設立をエバートに働きかけたのである。そこに南アフリカからの報がもたらされ、ビーチャーの提案が実現することになった。委員会はビーチャーを委員長に、一三名の委員から構成されていた。その大部分はマレーをはじめとする医学の専門家で占められていたが、それとともに法律、神学、歴史学の専門家が各一名参加していた。この委員会の構成には、新しい動きを認めることができるだろう。しかし委員会が八ヵ月にわたる検討を経て発表した報告「不可逆的昏睡の定義」(HARVARD MEDICAL SCHOOL 1968) の内容を見ると、新しい動きという点ではかなり割り引いて考えざるをえない。報告が強調したのは担当の医師だけが責任を負うという点であったからである。それは、不可逆的昏睡が新しい死の基準であるという点で、委員会が、ロスマン (ROTHMAN 1991, 161) のいうところでは、「すばやく、あまりにもすばやく」意見の一致を見た結果であるかもしれない。

報告は「不可逆的昏睡を死の新しい基準として定義する」理由を次にように説明している。

「(一)蘇生と生命維持の手段が改善され、絶望的な損傷を受けた人々を救命しようという努力が増大するに至った。時として、そうした努力は部分的に成功するだけに終わり、心臓は鼓動し続けているのに、脳が不可逆的に障害を受けている患者が生まれる結果になっている。永久に知性を失って苦しんでいる患者、患者の家族、病院、そして、そうした昏睡患者によって病院のベッドをすでに占拠されてしまい使うことのできない人々にとって、その負担は大きい。(二)死の定義のための時代遅れの基準が移植のための臓器獲得に関して論争を引き起こす可能性がある」(HARVARD

MEDICAL SCHOOL 1968, 337)

そして、死の定義に関しては医学的問題を越えた「道徳的、倫理的、宗教的、法的問題」があることを認め、「ここで提示する十分な定義によって、現在適用できるものよりもよりよい法律とともに、そうした問題すべてをよりよく理解するための道が準備されるであろう」(*Ibid.*)としている。確かに、不可逆的昏睡を判定するための基準を提示した後、報告は法との関連を論じ、ローマ教皇ピウス一二世の言葉を引用する形で終わっている。しかし全体の力点は医師の裁量権の確認に置かれており、医学を越える問題にも医学が応えるという姿勢で一貫していた。たとえば、次のような指摘である。

「患者の状態については医師だけが決定できる。患者が上で「不可逆的昏睡について」定義したような障害を受けて望みのない時には、患者に関する重要な決定に与ってきた家族と同僚の医師たちと治療に携わってきた看護婦全員に、その旨周知される必要がある。死が宣告され、次いで人工呼吸器のスイッチが切られなければならない。そうする決定と決定の責任は、担当医が直接患者にかかわってきた他の一人以上の医師と相談しながら負うべきである。家族に決定を下すように強いることは不健全で望ましくない」(*Ibid.*, 338)

もちろん、死の宣告は専門家である医師の手に委ねられている。その点からすれば、医師が死の基準を定義できるということについても疑念をはさむ余地はないかもしれない。しかし、ロスマンが指摘しているように、死の宣告が完全に医師によって行われる事態だとすれば、家族云々というのは馬鹿げている。にもかかわらず、家族に負担を負わせてはならないという言い方が出てきたのは、「あるレヴェルでは脳死の発見が厳密に医学的な基準以上のものを含んでいることを認めているからである。委員会がどのようにいったにせよ、この死の宣告は他のすべての死の宣告とは同じではない」(ROTHMAN 1991, 163)。その点は、報告の草稿がエバートの忠告で書き直された経過を見れば、明らかである。ロスマンは、死の再定義の目的が結局は移植のための臓器獲得にあったことを指摘している。(67) ハーヴァード委員会の報告の目的はあくまでも医師の権限の確認にあった。ピウス一二世からの引用によって強調されたのも非通常的な (extraordinary) 手段による無制限な生命維持は医師の義務ではないこととともに、死の瞬間の確認が「医師のみによって決定されうる」ことであった。また法との関係についても、「医学共同体によって採用される」立場が死についての法的概念の基礎となることを主張しながら、死については本質的に医師が決定すべきことを法が認めている以上、「法の条文の変更は一切必要がない」としている。いずれにせよ、医療における意思決定の問題に関していえば、「報告」は伝統的な立場を維持しようとしていた。ここには、人体実験をめぐるビーチャーの告発とちょうど同じ事態がある。しかし臓器移植をめぐって専門家の間で続けられてきた議論の方向が消え去ったのではない。その方向は、世界初の心臓移植の後、臓器移植とは別の対象へと向けられていく。それは新生児治療をめぐる問題である。

第三章　重度障害新生児の治療停止

1　ジョンズ・ホプキンス・ケース

一九六三年の晩秋、ヴァージニア州イーストン・ショアーの病院で一人の男児が誕生した。新生児は未熟児で消化器官に異常があった。ただちにジョンズ・ホプキンス大学病院に転送され、腸閉塞が発見された。腸閉塞は手術によって治療可能であり、手術に特別の危険が伴うものでもない。しかし三四歳の母親は手術を拒否する。新生児がダウン症（候群）であったからである。母親は、出生時に医師からダウン症らしいと告げられた時、直ちに子どもはいらないともらしていた。三五歳の弁護士の夫も妻は看護婦であるし、ダウン症については自分よりもよく知っているのだからと、妻の手術拒否を支持した。夫妻にとって、この男児は第三子にあたっていた。ダウン症の子どもを一緒に育てることは家の他の子どもたちに不公平になる、手術拒否の理由を母親はそう説明した。

出生の段階では、ダウン症による精神遅滞がどの程度になるかを正確に予測することはできない。しかしダウン症の場合、精神遅滞とはいっても一般的には軽度である。知能指数が正常域に近いこともある。訓練を受けて簡単な仕事に就くこともできる。またダウン症児が「幸せな子ども（happy children）」と呼ばれ、温順な性格であることも良く知られている。担当医はこうした点を両親に説明し、手術の許可を得ようと試みた。だが、医師の説得は功を奏さなかった。

両親の決定を覆すには、裁判所に訴えるという手段もないわけではなかった。しかし、病院側は裁判所命令の手続きをとらなかった。経済的、感情的に重荷を負うことになるのは家族であり、裁判所命令によって手術を強制することはできない、そう医師たちは判断した。また裁判所はいつでも両親の決定を支持するものなのだから、裁判は時間の無駄だとも思われた。ある医師はここに価値観の対立があることを認めながら、「米国型の倫理観には、……知性をもとに生命の価値を判断する傾向がある」[68]と述べている。結局、新生児は手術されることなく別室に移され、一一日後に餓死することになった。

この出来事は一〇年近くも後の一九七一年になってから、ジョンズ・ホプキンス・ケースとして広く知られるようになる。その年、ケネディ財団は三日間のシンポジウム「人権、精神遅滞および研究」を開催した。精神遅滞者の権利の問題は、ケネディ家にとって従来から大きな関心の対象であった。[69]シンポジウムの冒頭でケースを再現した短編映画「誰が生き残るべきか（*Who Should Survive?*）」

が上映された。映画の製作には、ジョンズ・ホプキンス病院に勤務していた医師たち三人が協力した。彼らはもともと、裁判所命令をとろうとしなかった病院の態度にショックを受けていたという。映画にはその後同じ病院で起こった同様の二つのケースも含まれていた。最初のケースと同じく新生児が餓死したケースと、手術によって新生児が生存できたケースである。映画の後半には、さまざまな専門家による討論が付されていた。シンポジウムもその討論を引き継ぐ形で行われた。医学の専門家だけではなく、法学、神学、心理学の専門家、そして上院議員のウォルター・モンデールなどが議論に参加した。司会はCBSニューズのロジャー・マッドであった。その顔ぶれを見ただけでも、六〇年代の医学会議の時代との変化は明らかであった。

当時この問題を論じた人々のほとんど全員が、映画製作に協力した三人の医師たちと同じ立場をとったという。手術を拒否した親と裁判所命令に訴えて手術する道を選ばなかった病院の態度が批判されたのである（MCCORMICK 1974, 173)。たとえばそのシンポジウムでケース・スタディを報告したプロテスタントの神学者ジェイムズ・ギュスタフソンの議論（GUSTAFSON 1973）を見てみよう。

ギュスタフソンはまずケースをインタヴューなどに基づいて再構成し、決定に関与した両親、医師、看護婦のそれぞれの立場を詳しく検討した。しかし、そうした作業は当事者たちの決定の倫理性を論難するためのものではないとギュスタフソンはいう。当事者たちは否応なしに出来事に巻き込まれ、それぞれの責任で決定を下した。その誠実さを疑うことは出来ない。それに対して、報告している自分は単なる「外部観察者（external observer)」にすぎない。その意味では、こうした出来事について何事かを語ることは躊躇せざるをえない。にもかかわらずこの複雑な問題は「深い人間的な感情を呼び起こし、まじめな知的吟味を促がす」(*Ibid.*, 531)。

検討されるべき理由は多様である。だが、ギュスタフソンの考察はたえず同じ問いに突き戻される。ダウン症が手術をしない理由となりうるのか。もしも新生児がダウン症でなくて「正常」であったとしたら、親は手術を承諾したであろう。たとえ親が拒否しても、医師たちは何としてでも手術をしようと試みたに違いない。新生児が精神遅滞であることが、親の拒否を医師たちが受け入れた理由となっている。しかし、このケースで当事者たちが「知性に認めた価値は過度の単純化を含んでいる」(*Ibid.*, 554)。ギュスタフソンはいう。そもそも、ダウン症児は人間であり、人間としての内在的価値と権利をもつ。このことを認めなければならない。人間の生命にはさまざまな価値がある。知性はそのうちの一つにすぎない。知性だけをもって生存の必要十分条件とするのはおかしい。それが誤りであることは、理性的に考えても、また宗教的信念に照らしても明らかである。われわれにはダウン症児の生命を守る義務がある。「このケースでは、……通常の外科的治療は行われるべきであったし、ダウン症の新生児の生命は救われるべきであった」(*Ibid.*, 557)。当事者たちは「間違ったことをした(did the wrong thing)と信じる」とギュスタフソンは語った(*Ibid.*, 533)。

しかし間違っていると信じているにもかかわらず、そう語ることには留保をつけざるをえない。ディレンマを生み出す問題が、それを語ることのディレンマを生む。語る者が当事者ではなく、外部観察者にすぎず、決定の帰結を直接に担うことがないからである。しかし、何も語らずに問題をやり過ごすことは可能なのだろうか。ここでは新生児という他者の生命の選択が問題になっている。少なくともその点では、問題を語らずに外部にとどまることは難しい。ギュスタフソンは「信念と深い感情に基礎をおく直観的要素」(*Ibid*., 554) の存在を認めている。それが語るように促すのである。もちろん自らの見解が両親や医師といった当事者たちよりも深いことを誇り、彼らを断罪しようということではない。当事者たちの誠実さは受け入れるほかない。だがそれにもかかわらず、論じる必要はあるのではないか。選択が否応なしのものであったことを認めたにしても、やり過ごされてきた基準と価値の問題は問われなければならない。選択は価値の源泉である生命にかかわっているからである。生命の価値を言い出すことは、価値の比較を誘い出し、ギュスタフソンの「直観的要素」を足元から切り崩してしまう可能性が大きい。だが、ギュスタフソンは議論を呼びかけることに意味を見出そうとした。

ケネディ財団のシンポジウム全体で強調されたのも、問題をさまざまな視点から論じる必要性であった。それを受けて、ジョンズ・ホプキンス大学病院は小児科医・外科医・精神分析医・牧師・法律家からなる院内の審査委員会を設置している。非専門家も交えて問題に対処しようとしたのである。しかし、専門家以外の人も含めた委員会で対処しようという動きがただちに一般化したわけではない。ジョンズ・ホプキンス・ケースを含む「誰が生き残るべきか」は有名になったが、シンポジウムの内容そのものは詳しく紹介されたわけではなかった。マスコミの関心もそれほど高いとはいえず、人々の関心は一時的なものにとどまった。

これに対して、専門家の間では、障害新生児の安楽死をめぐる議論は続けられていく。というよりも、議論は、すでにジョンズ・ホプキンス・ケースが知られるようになる以前から始まっていた。たとえば、英国ではすでに一九六〇年代末に二分脊椎の新生児をめぐる論争が『ランセット』で展開されていた[70]し、一九七一年にはロンドンの精神科医エリオット・スレイターの挑発的な論文（SLATER 1971）も登場していた。スレイターは「ハンディキャップをもつ子どもが正常な家庭の正常な子どもと同じ権利をもつ」ことを否定し、正常な親は異常な子によって正常な子に生じる「トラウマ」を防ぐ「義務」があると主張していた。こうした専門家の間での議論は、人々の一時的な関心が薄れた後も止むことはなかった。背景には、新生児集中治療室の普及と攻撃的な新生児治療に対する疑問があった。こうして継続されてきた専門家の議論が再び一般の人々の関心を呼び起こすことになる。きっかけは専門誌に掲載された二つの論文にあった。シャウの「子どもにおける〈インフォームド・コンセント〉のディレンマ」（SHAW 1973）とダフとキャンベルの「新生児特別治療室における道徳的倫理的ディレンマ」[71]（DUFF & CAMPBELL 1973）である。いずれも、一九七三年一〇月の『ニューイングランド医学雑誌』に発表された。

2　解答の個別化、シャウの主張

「子どもにおける〈インフォームド・コンセント〉のディレンマ」は八つの具体的例をあげ、検討している。中心は小児外科の専門医アンソニー・シャウが直接かかわったケースに置かれている。その多くは、ジョンズ・ホプキンス・ケースと同様に、手術で治療可能な合併症をともなうダウン症児に関するものであった。

シャウが八つの実例を通して浮かび上がらせようと努めたのは、対応の多様性であった。その多様性の中にはダウン症児の合併症を手術せず、餓死させることも含まれていた。親が手術に同意したケースもあれば、手術を拒否したケースもある。また裁判所命令によって手術が行われたケースもあった。多様性は必ずしも混乱を意味しない。むしろ、こうした問題に理想的な一つの解答など存在しないことを知るべきである。それぞれの状況に合わせて、さまざまな対応が認められなければならない。それがシャウの立場であった。

シャウは次のようにいう。確かに生命の尊厳だけを認める立場をとれば、大きな困難はなくなるであろう。すべての場合に、可能なあらゆる手段を用いて延命に努めよといっていればすむからである。哲学者の中には、そうした努力を英雄的なものとして称える者もいる。しかし、昔なら英雄的であった行為も、医療の急速な進歩にともなって、通常の医療手段のうちに次々と繰り込まれていく。それを相変わらず英雄的であるかのように思い込み、治療を鼓舞することで話がすむのだろうか。救命可能な生命の範囲は大幅に広がってきている。だがいうまでもなく、すべてが完全に救命できるわけではない。現在の医療技術でも一年ほどしか生命を維持できないような場合は稀ではない。その場合、治療行為は行うべきなのだろうか。また誰が決定を下すべきなのだろうか。医療技術の進展が二つの問題を突きつける。

第一の問題に関してシャウ（SHAW 1973, 889）が強調したのは、多様性の承認、解答の個別化ということであった。治療行為を行うべきかどうかという問題に「ドグマチックな公式によるアプローチ」は役に立たない。大切なことは「各事例の状況に基づいて、人間的で愛情ある解決を見出すように努める」ことである。その点で、シャウはフレッチャーの「状況倫理」の立場に賛同する。「すべての権利はいつでも絶対的であるわけではない」。

確かに臨床の場でおこる意思決定の問題は、症例そのものがそうであるように、個別的で、ケース依存的である。その意味では、シャウの指摘は正しい。しかし、その個別性は個別性を越えた考察と無関係に成立するわけではない。問題は解答がどのように個別化されるかにある。いうまでもなく、この場合、多様性の承認は生命の尊厳を原則とする立場への批判と表裏一体をなしている。医療における意思決定の場では、状況倫理が採用されなければならない。このシャウの主張は、「生命の質が生命の尊厳の信念に対して比較検討されるべき価値」であることを認めるべきだという主張に重なっている。シャウの議論に対するフレッチャーの影響は明らかである。ここで多様な治療のあり方を認めることは、生命の質的区別を引き受けることを意味するものであった。

誰が決定を下すかという第二の問題についても、シャウは個別的対応を許す立場から答えようとした。決定を下すのは新生児の親でなければならない。医療における意思決定は医師から親へと中心を移す必要がある。それが決定の個別化を保証する。受け入れられるべき多様性とは親が置かれている状況と考え方の多様性に他ならないからである。その点で医師は、従来のインフォームド・コンセントで考えられているよりもはるかに多くの情報を新生児の親に対して提示する必要がある。「どのような場合でも、親が決定に参加し、治療した場合だけではなく、治療の停止も含めて、完全に情報を与えられるようにすべきである」(*Ibid*., 890)。医師は親の決定を援助し、その決定を受け入れる立場に徹する必要がある。医療における意思決定の主体は、真の当事者でなければならない。当事者にはさまざまな事情がある以上、当然、決定は多様となる。シャウは新生児治療における親の決定権を明確に打ち出した。これは従来の医の倫理の発想を越える主張であった。

だが、シャウの場合、意思決定の重心移動による対応の多様化が主張されただけではなかった。シャウはさらに論文の結びで、議論の場を新生児集中治療室の外へ広げる必要性を強調した。重度障害新生児の治療に関して、一般的な合意やガイドラインを設定することは不可能であろう。「しかし、私が思うに、われわれはこうした問題を公開の討論に委ねるべきである。というのも、解答がどのようなものであれ、それは担当医のみが下した決定の結果であるべきではないからである。それとも、そうであるべきだとでもいうのであろうか」(*Ibid.*)。

個別的具体的事例における選択には、それぞれ相応の理由を認めなければならない。親はそれぞれの事情に従って選択し、それに基づいて担当医が治療方針を決定する。しかし、その選択を受け入れることは容易なことではない。シャウは別の所で次のように語っている。

「手術が拒まれたとき、（医師は）その子の生命が自然に途絶えるまで苦しみから子どもを守ってあげなければならない。死と立ち向かうために、メスを取ることがごく当たり前のこととして身についている外科医にとって、助けうる子どもの死を、傍らに立って見つめていくことが、心情的には最も消耗する経験であるということを私は知っている。そのような子どもたちは死ぬままにさせておくべきだと決めるのは、カンファレンスの場の理論的な議論では簡単である。それは数時間から数日にわたって新生児室に待機し、脱水や感染で衰弱して行く小さな生命を見守る立場とはまったく違うのである。このことは、私にとっても病院スタッフにとっても非常に辛い試練である。――新生児室に決して立ち入ることのないその子の両親よりもはるかに辛いのである」（SHAW, A., Doctor, Do We Have a Choice? *The New York Magazine*, January 30, 1972；RACHELS 1975（小野谷訳）の引用による）

なぜ辛い試練なのかはいうまでもない。助けることが出来るのに、手をこまねいて、死なせている。この事実は回避できない。それを新生児治療室という空間の内に閉じ込めておくべきなのであろうか。シャウはそうは考えない。そうした試練をも含めて、親の選択を受けて下される決定の実際を新生児治療室の外へ開いてやる必要がある。個別的具体的な選択がもつ相応の理由は一般的に肯定されることを求めている。それは新生児治療室の外の理由だからである。当事者だけでは肯定を支えきれない。シャウからすれば、当事者ではない者による議論が医療における意思決定の重点移動を真に実現し、当事者の多様な対応を可能にするはずであった。変化を求めて内から外へ向かう運動が要請されている。個別化された解答を示すさまざまな事例は、そのための手がかりとなるべきものであった。

3　ダフとキャンベルの報告

ダフとキャンベルは、シャウの主張に対応する論点を具体的な現状報告という形で提示しようとした。重度障害新生児の治療停止という事実は「大きな社会的タブーではあるが、普通に行われている医療行為」（DUFF & CAMPBELL 1973, 894）である。しかも、このタブーについては社会的にも医療専門職的にも沈黙はすでに破られている。医療にとって、沈黙を破ることは正しい方向を明らかにすることにつながるのであって、取り返しのつかない混乱をもたらすものではない。この認識が二人の論文の出発点にあった。

米国の新生児死亡率は一九四〇年から七〇年にかけて五八パーセント下がったという。これは新生児集中治療室が病院に普及し、従来では失われた生命が救えるようになり、健康になって退院できるようになったことが大きい。しかし、他方では、「生命の質についての重大な懸念」を表明せざるをえないような生存者をも生み出してきた。ダフとキャンベルは、七一年のスレイター論文（SLATER 1971, 735）から、「これが生命の尊厳の倫理学による結果のひとつだとすれば、おそらくわれわれはその原則の定式を見直さなければならないであろう」という言葉を引いている（DUFF & CAMPBELL

1973, 890)。

たとえば、髄膜脊髄瘤の場合である。数十年前まで、髄膜脊髄瘤の新生児では、数週間を越えて生き延びたにしても、水頭症・精神遅滞・四肢の奇形などが残り、早い時期に死亡した。そのため、出生時に殺されたり、蘇生処置を施されなかった場合があった。ところが、一九六〇年代から攻撃的治療が一般化した。親には説明らしい説明もせずに同意をとりつけて、手術やさまざまな治療が行われた。そこで、ダフとキャンベルは次のようにいう。

「医師の中には、親はあまりにも動転してしまい、問題の性格と治療の選択を理解できないと信じるものがいた。彼らはインフォームド・コンセントはこうした状況では何の意味もないと信じたので、両親を無視するか、さもなくば、子どもには幾つかの障害を治す第一段階として背中の手術が必要だとだけ告げたのであった。その結果、親は完全に取り残されたという気分を味わい、治療行為だけは順調に進むこととなった」(*Ibid.*, 893)

攻撃的治療を支えていたのは、強力な医療的パターナリズムである。その背後に控えているのが、「生命の尊厳の倫理学」であった。

だが、医師たちは、こうした攻撃的治療の結果にしだいに疑問をもつようになる。手術で生き延びることはできても、リハビリはきわめて困難であった。そのため、治療に反対する医師と親が出てくることになった。治療をしなければ大きな障害が残り、三分の二は三ヵ月目までに、九〇パーセント以上は一年以内に死亡する。その間の生命の質は低い。しかし、治療する方が家族の負担は少なくなるとは必ずしもいえない。治療をしてもしなくても、大きな問題が残る。そこでダフとキャンベルは、われわれの病院では医師と親が最大限の治療は受け入れがたいと考えた場合には、治療を停止する傾向が出てきているという。その点を具体的に調査し、報告したのがこの論文であった。

ダフとキャンベルはイェール大学のニューヘヴン病院の小児科に所属していた。この病院では毎年四千件を越す出産がある。さらに、基幹病院であるために、コネチカット州全体から大きな問題を抱えた新生児が移送されてくる。一九七〇年一月から七二年六月までで、新生児特別治療室は総計二一七一名の新生児、一日平均二六名の治療を行っている。この間、特別治療室では二九九名の新生児が亡くなった。彼らの論文は、そのうち一四パーセントにあたる四三例が治療の停止による死亡であったことを明らかにした。

ニューヘヴン病院の新生児特別治療室では、数年前から新しい方針を採用してきたという。両親が特別治療室を自由に訪問し、新生児の状態と治療について理解し、新生児が亡くなるときも立ち会えるようにしたのである。医療スタッフは治療に努めるだけではなく、親のさまざまな求めに対応するべく、しばしばミーティングを行い、努力を重ねてきた。その結果、医療スタッフと親は小さな共同体を形成するといえるまでになった。そうした雰囲気の中で、担当医は自分たちの下す医学的観点からの決定が親たちの考え方とは必ずしも一致しないことに気づかざるをえなくなる。全面的な治療継続を望む家族もあれば、十分な形で生きられない新生児には死ぬ権利があると考える親もいる。親によっては、経済的な負担が重視されることもある。治療を差し控え、停止することによって新生児が死亡するに至った例は、そうしたさまざまな考え方をもつ親たちとの話し合いの結果であった。治療を続けるにせよ、差し控えるにせよ、どのような決定をするかは家族にとっても医師にとっても「きわめて苦しい」ものとなる。場合によっては、新生児の「死ぬ権利」を認めざるを得ないこともある。

「しかし、下されるべき決定が存在しないかのように装うことは、根拠を欠いた決定であって、怠慢のために甚大な被害をもたらしかねない。どのケースでも家族と患者は何らかの仕方で問題に対処しなければならない以上、医師が正面から問題に取り組むのを怠れば、最も助けを必要としている患者とその家族を犠牲にして、見捨てることになるかもしれない。ラザーニャが指摘したように、〈医師には隠れるべき場所はない〉のである」(*Ibid.*)

一般的には、こうした状況のなかで医師がまともに問題に向き合おうとすることは少ない。多くの場合、治療の放棄は責任の放棄であると見なされる。医師は医療における意思決定の主導権を握らなければならない。そして家族のよほどの反対がないかぎり、徹底的に治療する方針が堅持される。治療の原則は生命の尊厳であり、生命の質的顧慮は斥けられる。医師の責任は医師以外の者の意思を顧慮しないことで成り立っていた。

新生児が重い障害をもつとわかったとき、大部分の親は大きなショックを受ける。これは事実である。そのため、髄膜脊髄瘤の攻撃的治療の時代と同じく、親は事態を十分に理解しえず、適切な決定をすることはできないと多くの医師たちは考えてきた。しかしダフとキャンベルによれば、経験的にいって、ここでも親の十分なインフォームド・コンセントは成り立ちうる。従来の想定は、問題の回避を意味するものにすぎない。他方、意思決定に直接参与しえない新生児当人の権利を誰が代弁できるのかという批判もあるであろう。だが、「われわれは、決定の重荷を負うべきは家族と専門職の助言者であると考える。というのも、その人たちが問題の状況を最もよく知っているからである」(*Ibid.*, 894)。その際、注意すべきは「医師は患者や家族が手にすべき情報を制限したりコントロールしたりすることで、意思決定に過度の権力をふるう可能性がある」点である。医師は助言者として、一般的な指針を提示する立場にとどまらなければならない。最終的に決定を下すのは、あくまでも親なのである。さらに、ダフとキャンベルは、状況による相違が大きいことを認め、その決定に大きな巾を許容すべきだという点も強調した。いずれも、シャウの主張に重なる論点であった。

親が下した最終決定を知った人の中には、異を唱える人も出てくるであろう。しかしたとえ下された決定が人々の個人的な好み（preference）に反する場合があっても、社会は親の決定を尊重すべきである。社会は親の自由な決定を受け入れなければならない。そうした自由な決定が認められなければ、どうなるのか。ダフとキャンベルは、ナチス・ドイツの極端なヘーゲル主義を対置してみせる。

ナチス・ドイツのような「医学技術者にとって最も都合の良い社会の規則や政策」が支配する社会では、医師は人間の奉仕者ではなく残忍な支配者になる危険性がある。伝統的な医師中心の意思決定のシステムは極端なヘーゲル主義を生み出しかねない(72)。

こうして、ダフとキャンベルは自説を再確認する。すなわち、医療専門家がすべきことはあらゆる治療の仕方と予測される結果を告げ、親に決定を委ねることである。それがここでのディレンマに対処する唯一の方策である。もしこの対処法が「法を犯すことになるのだとすれば、そうした法は変えられるべきだとわれわれは考える」(*Ibid.*) と論文は結ばれている。

ダフとキャンベルは新生児集中治療室の問題を医療的パターナリズムに対する批判に結びつけた。彼らにとって、生命の尊厳を原理とする治療優先の考え方は医学技術者の専制になぞらえられるものであった。医療的パターナリズムは、現実の問題にまともに向き合ってはいない。この批判が意思決定の重点移動の主張に重なっている。それは同時に、シャウと同じく、生命の質的観点の導入の主張を意味するものであった。医療における意思決定の主体の移動の主張は質的区別の承認と表裏一体をなしている。その点を明らかにすることが、彼らにとって、ニューヘヴン病院での現状を報告し、従来の社会的タブーを語ることの意味であった。『ニューイングランド医学雑誌』の二つの論文には、専制の否定と質的区別（死なせること）の肯定が分かちがたく結びついていた。

4　インジルフィンガー、ベッドサイド・エシックスからの批判

二つの論文のうち、ダフとキャンベルの論文は特に治療停止による死亡例の具体的な数字を含んでいただけに、一般の人々の驚きを呼び起こした。そうした中、ニューヘヴン病院の医局長ピケットは、『ワシントン・ポスト』紙（一九七三年一〇月二八日）のインタヴューに答えて、そうした治療の停止によって新生児を死なせることがあるのを認めるとともに、「これは何も新しいことではない。語られるようになったのが最近だということだ」と述べている（MCCORMICK 1974, 172）。シャウにしろ、ダフとキャンベルにしろ、彼らは、語られることのなかった問題を表に出すことで、新生児治療における意思決定の重心移動を行おうと試みた。ここにはシャーナ・アレグザンダーが取り上げたスクリブナーの透析器をめぐる判断と同じ構図を見ることができる。問題はすでに存在していた。ただ人々はその事実をあからさまに知ることはなかったのである。

障害をもつ新生児の治療に関しては、医療の専門家ではなく、あくまでも親が最終的な決定権を握るべきである。この彼らの主張は、いうまでもなく、専門家集団だけをとってみても、すべての意見を代表していたわけではない。二論文に対しては、すでに『ニューイングランド医学雑誌』の同じ号で編集長のインジルフィンガーが批判的なコメントを寄せていた（INGELFINGER 1973）。「絶望的な事例へのベッドサイド・エシックス」と題されたコメントには、医療における意思決定についての伝

統的な立場と時代の変化への苛立ちがよく示されている。

インジルフィンガーにとって、意思決定の主体を親に移動させよという主張は認めがたい。「社会や倫理学や病院の指針や委員会は大まかなガイドラインを提示することはできるだろう。しかし、意思決定の重荷は子どものケアを委ねられた医師にかかっている」。医療の場において誰が決定すべきかといえば、それは医師である。それを親に委ねるのは、専門職の責任を放棄することに他ならない。

インジルフィンガー（*Ibid.*, 914）によれば、こうした責任放棄の傾向が出てきた背景には医の倫理の変化がある。今日「医学倫理学者は絶頂期」を迎えている。昔は医の倫理といえば、金儲け主義の医者や病院を非難するためにもちだされる言葉にすぎなかった。ところが今では、倫理学者が「患者の権利、実験の被験者の権利、胎児の権利、母親の権利、動物の権利、さらには医師の権利についてさえ詳しく述べたてている」。この時代、つまり、一九七〇年代初頭には、先にみたように、医学に対する外からの圧力はすでに無視しえないものになっていた。その中心にインジルフィンガーが見出したのが、さまざまな権利を説く倫理学者であった。

そうした倫理学者たちの議論には、かなりの幅がある。一方の極にはラムジーのような保守的絶対主義的主張があり、他方の極にはフレッチャーの状況倫理のようなリベラルな主張がある。だが、シャウにしろ、ダフとキャンベルにしろ、彼らの議論はそうした幅をもつ医療倫理の議論の枠内を動いている。「しかし、倫理学者の格率などは本質的に畳の上の水練の産物なのであって、経験の実験室でテストされないかぎりは抽象的な理想論にとどまる」（*Ibid.*）。現在では、治療停止を単純にナチスだと決めつけるような極論を避けるために、医療専門職以外の人も加えた委員会で決めるという傾向も出てきている。だが、これもものの役には立たない。「そうした法廷は形式的で現実からかけ離れており、抽象的な倫理学の代理物」だからである。その上、新しい倫理学の動きは無用であるだけではなく、医師の仕事にとって害悪となる。「医師の立場を脱神秘化し（de-mysticize)、低下させようという現今の試みは、健康と生命が問題となっているときに、指導力を発揮する（独裁権を行使することではない）医師の能力、つまり医師が社会に還元する最も重要なサーヴィスとなりうる機能を損なうものなのである」(*Ibid.*, 914-915)。

インジルフィンガーにとっては、シャウたちの主張は、医学の外の倫理学者の悪しき影響をそのまま映し出したものにすぎない。それが隠しておくべき事実の暴露に結びついた。医師が正当な権威を発揮すべきベッドサイド・エシックスの憂うべき危機であった。しかし、危機が医学内部からも生じている点は見逃されていた。隠すことで権威を維持することは正当なのか。指摘された専制の否定は専門職の責任の放棄としてしか理解されない。だが、「絶望的な事例へのベッドサイド・エシックス」でいわれる専門職の責任はどのように果たされうるのか。「ベッドサイドには絶対主義者（absolutists）はほとんどいない」とインジルフィンガーはいう（*Ibid.*, 914)。ここで求められたのは、ケースに即した対応であった。ただし、脱神話化を拒否し、専門職の責任を強調することが、シャウたちとは違うどのような選択をもたらすのか、いっさい説明されていなかった。

5　誰が決定すべきか

シャウやダフとキャンベルは問題を専門職の外へと開くことによって道を見出そうとした。それはインジルフィンガーにとって、保持されるべきベッドサイド・エシックスを放棄することに他ならなかった。しかし、シアトルの出来事から一〇年が経過し、事態は大きく変わっていた。インジルフィンガーの皮肉なコメントも問題が「公開の討論」に移るのを押し止めることはできなかった。その一端は翌年の『ニュー・インドランド医学雑誌』二月二八日号の「通信欄」（CORRESPONDENCES 1974）にうかがうことができる。そこにはシャウ、ダフ・キャンベルの二つの論文とインジルフィンガーのコメントに対する反響が集められた。この専門誌には、医師だけではなく一般の人々も通信を寄せている。

まず注目されるのは、ダフとキャンベルと同じニューヘヴン病院の小児科の同僚たちからの反論である（VENES & HUTTENLOCHER 1974, 518）。同じ病院内でも専門家の見方は対立していた。ニューヘヴン病院のヴィーニスとハッテンロッシャーはまず問題を次のように整理した。ダフとキャンベルは「〈重度の〉奇形新生児」に三つのアプローチの可能性を認めている。第一は、子どもの延命とリハビリにあらゆる医学的努力を傾けること。第二は、よい看護ケアだけを提供すること。第三は、栄養や神経抑制剤などの基本的なニーズを差し控えて、「新生児の〈早い死〉をもたらす積極的な手段」

をとることである。ヴィーニスとハッテンロッシャーは、新生児特別治療室のスタッフとして、「第三の道は親にも医師にも開かれていないと信じる」し、実際、ニューヘヴン病院の医療部長も一九七二年六月の回報でその点を確認しているという。ヴィーニスとハッテンロッシャーによれば、第三の道を認めることは医療的ニヒリズムに屈することに他ならない。ダフとキャンベルが認めたような新生児の餓死は本来あってはならないことなのである。

第一の道をとるか、第二の道をとるかは、予後のデータによっている。無脳症、トリソミーD、仲長性脊椎破裂、血管造影によって確認された内水頭症などは外科手術などによって改善することは不可能である。髄膜脊髄瘤と括約筋と四肢の麻痺を伴う子どもの場合の手術については意見の対立が生じうるが、しかしダフとキャンベルが認めたような家族の社会的経済的不安が「医学的判断に大きな影響を及ぼすことを許すことは、性急な判断の誤りというパンドラの箱を開けることである」。後見人の親には一切の手術を拒む権利があるかもしれないが、混乱している親の前で対立する意見を論じ、難しい決断をするように迫ることは「医師の専門的手腕が是非とも必要となるときに、医師の役割を棄てること」を意味する。二人はインジルフィンガーと同じ立場に立っている。

二人は「管理の一つの選択として新しい早い死を求める傾向が増大している」というダフとキャンベルの意見には賛成しえないことを強調した。確かに、インターンなどには、最初から「治療すべきかどうか」と尋ねて、「どのように治療すべきか」と問わない傾向が出てきている。これは憂慮すべき事態である。

「われわれはこうしたニヒリズムの感情（this feeling of nihilism）が新生児特別治療室に限られないのではないかと危ぶんでいる。ハンディキャップをもつ子どもが産まれた家族は財政的心理的ストレスに襲われるかもしれない。だがそのストレスがニヒリスティックな治療を行う十分な理由となりうるとほのめかすことは支持できないし、何よりも真に問題であるはずのこと、すなわち、恵まれていない市民に対して財政的援助をし、就職の機会を提供するという豊かな社会が負う責務から逃れることになってしまうのである」（*Ibid.*）

こうした医療的ニヒリズムという批判を補足する形で、軍医のドライスバークは次のように述べている。シャウが説いたような状況倫理は患者本人ではなく患者の後見人による生命の意義の決定を認めることで、「医学の生命線となっている倫理の核心」をじわじわ侵食してしまう（CORRESPONDENCES 1974, 519）。

また、ミネソタ大学のメイア医師はナチスとの類比を展開し、インジルフィンガーも含めて批判する。ここで、ナチス・ドイツの安楽死がナチス党員ではなく、ドイツの医師たちに責任があったことを思い出さなければならない。恐ろしいことに家族や社会の負担を強調する二つの論文は、ナチス・ドイツの公衆衛生局長の主張と同じである。

「私の見るところ、〈絶望的なケース〉とはハンディキャップのある子どもではなく、そうした子どもがとりわけ病院内で餓死するのを許すような社会である。私は〈絶対主義者(absolutist)〉というレッテルを貼られるだろうが、医学専門職と社会にとって唯一の希望は新しい倫理にではなく、古い理想、すなわちヒポクラテスのそれにあると私は信じる」(*Ibid.*)

生命の質による区別の導入は、当事者による判断といっても、他者による選別、殺すことを肯定することに変わりはない。メイアからすれば、治療停止をナチスだと決めつけるのが極論だとするインジルフィンガーは歴史を誤認しているし、ダフとキャンベルのいう極端なヘーゲル主義批判は単なる欺瞞である。ダフとキャンベルへの批判としては、インジルフィンガーが斥けた絶対主義者のそれしかありえない。

さらに、ボストンのある医師(*Ibid.*)は個別的な事例に合わせていくべきだというシャウの主張には同意しながら、治療を継続するにせよ停止するにせよ、罪の意識にさいなまれる家族の負担を減らすため、医師が主導権を握るべきだとする。親とじっくり話し合い、同僚の医師に相談することによって、見方が偏る危険性を回避する必要はあるだろう。しかし、重荷を負うのはあくまでも医師なのである。

このように、二論文に対しては、ダフとキャンベルの同僚からのものも含め、強い批判が寄せられた。他方、賛成意見としては、たとえばミネソタ大学のパクソン医師の次のような議論(*Ibid.*, 518)

があった。治療の停止には、完全に治療を停止してしまう「積極的」なやり方と、手術や蘇生処置をしない「消極的」やり方とがある。後者のやり方には神を演じたくないという医師の気持ちが表れている。しかし、自分には、「消極的」なやり方によって、二つの家族が大きな経済的負担に苦しむのを目にした経験がある。「積極的」なやり方を安楽死だという人がいるかもしれないが、「私はそれを人間的で実際的なやり方と呼ぶ」。人工呼吸器を装着する場合、われわれ医師にはいつでもそれを停止する用意がなければならない。それが法に反するのなら、ダフとキャンベルがいうように法を変えるべきだとパクソンは主張している。それに続いて、ヴェトナム戦争で負傷した息子を栄養をストップすることで餓死させたという父親がシャウの論文を読み、親の権利が認められていることに安堵したというスレイターばりの投書（*Ibid.*）も載せられている。

この通信欄では、もともとの論文に対する賛否が相半ばするように投書が整理されている。最後に掲載されたのは、マサチューセッツ州立盲学校のマーガレット・アダムスの投書（*Ibid.*, 519）である。それは、インジルフィンガーのコメントに対する批判であった。ダフとキャンベルそしてシャウの論文がきわめて難しい問題について対話し、医学や社会の考え方を変える必要があることを明示した点で大きな意義がある。他方、編集者インジルフィンガーの論説はもっぱら医師の責任だけを強調しており、「どちらかといえば退歩的な立場（retrograde stance）」をとっているといわざるをえない。

確かに、医学の高度の専門性と医師の患者を思う気持ちを考えれば、医師が大きな権威をもつことは理解できる。しかし、医学の専門家が自らの権威を語るとき、「実際の表現が呼び起こすのは、不幸なことに、深遠な知識を身にまとい、最終的絶対的な権威を振るう全能の医師という時代錯誤のイメージである」。「今日の社会では、消費者参加と科学技術への広いアクセスが成り立っている。そこでは、こうした考え方は実現されそうもないし、二つの論文が描いているような平等主義的な見方にも合致しない」。インジルフィンガーのいうように医学を「神秘化する」ことでは問題の解決にはならない。アダムスは、むしろ、「医師から家族へ正直に知識を伝え、その重要な意味についてともに考える」べきだと示唆している。

アダムスの通信には、医療の場に消費者運動が及ぼしつつあった影響がよく現れている。そこに示唆されている方向は、もはや押し止めようがないものであった。そこに働いているのは外からの一方的な力だけではなかった。医療の外からの動きは医療技術そのものの進歩から生まれた内部的な要求に対応していた。かくて、事態は、もはや何も隠されてはならず、何も隠されてはいないかのように進行する。単に人体実験の場面のみならず、医療にかかわる様々な問題を専門家以外の人々が論じ始める。その典型は、新生児集中治療をめぐってジョンセンらが一九七五年に『小児科学』に発表した論文（JONSEN *et al.* 1975）に見ることができる。

6　カリフォルニア大学の試み

一九七四年五月にカリフォルニア大学の専門家を中心に、新生児集中治療にかかわる倫理問題を話し合う小規模な会議が開かれた。救命可能性の増大をもたらした医学の進歩によって、救命することが望ましいのかどうか（desirability）という問題が避け難くなってきた。医師は救命するかどうか、場合を区別すべきなのか、すべきだとすれば、どのような基準によるべきなのか、それが議題であった。

会議には、さまざまな分野から二〇名の専門家が参加した。まず、二分脊椎の攻撃的治療とジョンズ・ホプキンス・ケースと同様の先天異常をもつ新生児の合併症の治療を中心に、五つの事例が検討された。その際、あらかじめ専門を異にする五名の参加者がそれぞれの立場から資料を準備していた。医学の専門家は新生児集中治療の発達について述べ、法学者は法的政治的観点からの報告を行い、発達心理学者は障害の診断と教育について説明した。さらに、ソーシャル・ワーカーが家族の問題の資料を提供し、経済学者が医療経済の観点から新生児集中治療の問題を分析した。その他、会議には看護学、社会学、倫理学、人類学の専門家と、報道関係者も参加していた。事例の検討にあたっては、一般的な形で問題を整理することに努めたという。できるだけ自由な形で討論するためであった。そうした討論から、四つの問題が取り出された。（一）最初の治療（「そもそも、出生時の新生児の蘇生処置をしないことは正しいのか」）、（二）行っている生命維持の停止（「そもそも、予後が期待できないと明確に判断された新生児の救命装置を外すことは正しいのか」）、（三）積極的な致死的介入（「そもそも、死につつある新生児を殺すために直接的に介入することは正しいのか」）、（四）資源配分（「そもそも、予後が期待できない新生児Aを集中治療室から移して、予後が期待できる新生児Bに集中治療を提供することは正しいのか」」の四つである。

最初の二つの問題に関して、治療停止が認められるような場合があるという点では、参加者全員の意見が一致した。第三の積極的安楽死については、一七名が認められる場合もあるとしたが、二名は反対し、一名が態度を保留した。予後の期待できる新生児を優先することに賛成は一八、反対が二であった。このように、いずれの問題に関してもおおよその合意は成り立ちそうに見えた。しかし子細に検討すると、意見の一致は表面的なものにすぎないことが明らかとなったという。どのように境界を設定するかという肝心の点で、意見が分かれたのである。境界を区切る状態の違いについて、さまざまな考え方があった。また参加者の中には、個人の良心の問題にだけ注目し、社会的観点を顧みようとしないような議論に異議を唱える者もいた。このように、四つの問題の検討は、道徳的な決定が個人個人で大きく異なることを再確認することでもあった。しかし、会議ではそうした相違にもかかわらず、倫理的なガイドライン、「新生児集中治療の道徳的方針」の作成が試みられた。決定はさまざまな信念をもつ人々の間で下されなければならない。だとすれば、ある程度の合意を形成する道を探ることがむしろ本当の課題となるはずだからである。

この会議では、合意を探るための努力を「道徳的方針（a moral policy）」の探求と呼んでいる。これは、ダニエル・キャラハンの言い方に倣ったものだという。「この方針は単に大多数の人が合意しうる実質的な道徳原則（substantive moral principles）のみならず、かかる原則に基づく議論と行動を容易にするような社会的手続き（social arrangements）をも規定しなければならない」

(JONSEN et al. 1975, 760)。それは道徳的規則、責任と義務の帰属関係、医学的・心理的・社会的・経済的事実を提示することを目指している。この提示によって理性的な倫理的議論が可能になるというのが、ジョンセンたちの見通しであった。その結果掲げられた「倫理的命題」は九つである(*Ibid.*, 760-761)。それは「誕生したすべての赤ん坊はその福祉を実現するために必要な医学的社会的ケアに対する権限をもつ道徳的価値を有する」という命題から始められている。続いて、親の責任、医師の義務、州の利益(the interests of the State)、裁判所の役割などが一般的に規定される。最後の二つの命題は次のようなものであった。

「(八)新生児が医学的介入を越えていると判断され、その短い生命が苦痛や辛さに満ちるだろうと判断されるときには、新生児の道徳的価値と医師の義務に適った手段によって死を早めることが許されうる……

(九)手に入る新生児集中治療が限られている場合、予後が期待し得ない新生児の治療を停止して予後がよいことが期待できる新生児にケアを提供することは倫理的である……」

治療停止が区別を立てることで肯定されたのである。

会議が提示したガイドラインはきわめて一般的で、抽象的だといえる。その点では、「こうした道徳的方針は、非現実的に見えるかもしれない」(*Ibid.*, 760)。その点は会議の報告も認める。だとすれば、これはインジルフィンガーが揶揄した畳の上の水練にすぎないのであろうか。報告は次のようにいう。

「[このように非現実とも見える結果になることは]現に決定を生き抜く苦悩を離れて道徳的決定を考察する際には、避けがたい。そこでは、実際の恐怖、利己心、極度の疲労といったものや、責任と義務をもつ者のうち誰が中心となり、誰が責任と義務を放棄しているかといったことは切り捨てられている。しかし、非現実的に見えることは、必要な冷静さであって、哲学者たちがあらゆる理性的判断に先行すべしと語っているものだと思われる。判断は困難な現実のただ中で下されなければならないだろう。しかし、こうした[上述の九つの]命題について反省しつつ下される方が、判断はよりよいものとなる可能性があるのである」(*Ibid.*)

このように述べて、報告はガイドラインの試案を提示した。その試案は、ある意味で、「畳の上の水練」あるいは「抽象的な倫理学」の産物である。それは「経験の実験室でテストされないかぎりは抽象的な理想論にとどまる」ものであろう。しかし、その「抽象的な理想論」なしには、「経験の実験室」の意味も定まらない。もちろん、ガイドラインと現実の決定との間には大きな隔たりがある。ここでの考察は「現に決定を生き抜く苦悩を離れて」行われているものにすぎない。距離を埋めることはできないのである。だが、実際の決定からの距離を明確に自覚することで、むしろ決定の成り立つ場は設定されうる。ジョンズ・ホプキンス・ケースについてギュスタフソンは外部観察者にすぎない者が語ることにためらいを表明していた。同じことは問題を語ろうとする者に絶えずつきまとう。それを、この報告は「困難な現実」からの距離として認めることで、場を設定し、語ることに意味を見出そうとした。ジョンセンらによれば、その場は、「四つの道徳的な〈力の場〉」(*Ibid.*, 761)、すなわち、価値、責任、義務および利益によって示されるものであった。

ここには、医療内部の問題を外に開いていこうとする内からの動きに対する外からの対応の試みを見ることができる。それは外部観察者による道徳的方針の提示という形をとるものであった。ここに示された方向はほどなく連邦政府の関与したより一般的な形で具体化されることになる。それが米国の生命倫理を実質的に成立させる。その点を見ることが第Ⅲ部の課題である。

Ⅲ　国家委員会と生命倫理の成立

第一章　国家研究法への歩み

1　ケネディ研究所とヘイスティングス・センター

バイオエシックス（生命倫理）という造語が最初に使われたのは、一九七〇年のファン・レンセラー・ポッターの論文「バイオエシックス、生き残りの科学」[73]（POTTER 1970）だといわれる。しかし、その意味は今日一般に理解されているバイオエシックスとはかなり異なっていた。ウイスコンシン大学医学部の腫瘍学者ポッターには、人類の将来への強い危機感があった。人類は、科学によって新しい時代を迎えたものの、環境問題と人口過剰によってその存続を脅かされている。[74]この問題に対処するには、新しい学問が必要である。それは生態学（ecology）的事実の認識を基礎にして、その倫理的価値の評価を目指す学問である。これをポッターはバイオエシックスと名づけた。科学者には、この新しい学問、バイオエシックスによって人類の生き残りをはかる責任が課せられている。

しかし、バイオエシックスという言葉はこうした「生態学と人口問題に対応する」新しい学問という意味ではほとんど使われずに終わる。ポッターの主張は忘れ去られ、その再評価にはほぼ二〇年近い時間が必要であった。こうした忘却が生じた理由をポッター自身は次のように説明している。

「ジョージタウン大学に別の動きがあって、バイオエシックスという言葉を使いはするものの、それをもっぱら新たに作られたバイオエシックス・センター（Center for Bioethics）における医学の諸問題に適用した」（POTTER 1987, 158）

ポッターのいうジョージタウン大学のバイオエシックス・センターとは、いうまでもなく、ケネディ研究所（Kennedy Institute）を指す。この研究所は、アンドレ・E・ヘレガースによって一九七一年に設立されていた。「人間の生殖とバイオエシックスの研究のためのジョゼフ、ローズ・ケネディ・センター」というのが正式名称である。その三つある部門のうちの一つが「バイオエシックス・センター」と呼ばれた。ライクの編集した『生命倫理百科事典』はケネディ研究所の設立とともに準備が開始されたものであった。

所長のヘレガースはオランダに生まれ、英国で教育を受けて胎児生理学・産科学研究に携わっていた。その後、ケネディ家の主催する財団の奨学金を得て米国に渡り、まずジョンズ・ホプキンス大学に所属した。さらに一九六七年カトリック系のジョージタウン大学医学部に移り、人間の生殖と発達の観点を中心に医学や科学における倫理的な問題を扱う研究所設立の構想を抱くようになる。

ヘレガースがポッターのことを知っていたかどうかはわからない。しかしポッターの論文とほぼ同じ時期に、ヘレガースはバイオエシックスという言葉によって新しい研究所を特徴づけることを考えていたという。それが、『生命倫理百科事典』序文（REICH 1978, xix）で定義され、一般に広く用いられるバイオエシックスという言葉の意味の出発点であった。研究所は、ケネディ家の援助のもと、ライクとリーロイ・ウォルターズの二人を研究員に迎え、開設された。初期の客員研究員は、二人の研究員と同じく、いずれも神学者であった。その後七〇年代末までに研究所にはマコーミック、チルドレス、エンゲルハート、ヴィーチ、メイなど、代表的な生命倫理学研究者たちが続々と集まってくる。ライクの回想（REICH 1994, 323）によれば、ヘレガースは産科学の専門家らしく、その論文や談話によって人々に刺激を与え、生命倫理誕生の産婆役を果たしたという。

他方、ケネディ研究所とともに生命倫理研究を主導していくヘイスティングス・センター（Hastings Center）は、すでに一九六九年、ダニエル・キャラハンとウイラード・ゲイリンによって設立され、活動を開始していた。キャラハンはもともとカトリックの立場から主に中絶の問題を論じていた。それがしだいにカトリックの保守的立場から離れ、一九七三年のロー対ウェイド判決(75)と同じようなリベラルな中間派の立場をとるようになる。キャラハンは女性解放運動家たちを価値の一元論として批判するとともに、ラムジーやマコーミックなどの神学者たちとも激しく論争していた。そうした過程でキャラハンは医学や法学、それに公共政策といった他分野の専門家が協力する必要性を痛感し、コロンビア大学医学部の精神科医ゲイリンと議論を重ね、私立の研究所の開設にこぎつけた。死をめぐる問題、行動コントロール、遺伝子工学そして人口抑制の四つが研究の柱とされた。最初の研究所評議会には、ビーチャー、ルネ・デュボス、フォックスなどの科学者や社会学者、ラムジーやギュスタフソンなどの神学者、それにモンデール上院議員などが加わっている。また、ヘイスティングス・センターは、新しい医療倫理教育を開始するとともに、ヴィーチなどの若い研究者の自由な研究を支援していく(76)。

このように、一九七〇年代初頭には、生命科学と医療をめぐる倫理的問題は従来の専門の枠組みを越えた形で組織的に議論され始めていた。医学研究者中心の医学会議の時代、六〇年代とは大きな違いである。ともかく、私立の研究所を中心とする新しい問題への対応が生命倫理という言葉で呼ばれて行くことになる。この生命倫理の活動に実質的な方向と内容を与え、いわばそれを公認させることになるのが、同じ時期の連邦議会での一連の動きであった。

2　モンデール公聴会

米国の連邦議会では、すでに一九六〇年代末から、人体実験の規制だけではなく、医学をめぐる問題全般が議論の対象となっていた。中心となったのはモンデール上院議員である。モンデールは出身のミネソタ大学が臓器移植を中心とする先端医療のパイオニアとなっていたこともあって、新しい医学の動きに強い関心を抱いていた。そこに世界最初の心臓移植の報が南アフリカからもたらされた。一九六八年、モンデールは、上院の連邦研究小委員会で、「最近の医学の進歩がわれわれの社会に対して重大で根本的な倫理的法的問題を提起している」と述べ、連邦による研究費の補助のあり方を監視する特別委員会の設置を提案した。(77) 対象は人体実験だけではなく、臓器移植、遺伝子工学、行動コントロールなど生物医学、行動科学の広い範囲にわたっており、非専門家の参加による規制の必要性が力説されていた。議会では、この提案を受けて、公聴会が開かれた。そこでモンデールが出会ったのは医学の専門家たちの強い抵抗であった。

専門家の中には、モンデールの提案に賛成する者もいなかったわけではない。たとえば、ビーチャーは「科学は他のあらゆる種類の価値が従属させられるべき最高の価値ではない」という「倫理学と臨床研究」以来の自説を繰り返し、非専門家が非専門家の倫理的立場で医学に対して発言することに好意的な証言を行った。確かにビーチャーが組織したハーヴァード大学の脳死委員会には、三名の非専門家が加わっていた。こうした非専門家の参加を求める証言は、神学者や科学史家たちも行っている。しかし全体的に見ると、専門家の間では反対論が圧倒的に強かった。典型例は、南アフリカから招かれたクリスチアーン・バーナードの証言である。証言が行われたのは最初の心臓移植の三月後で、委員会室には報道陣が詰めかけていた。

バーナードはケープタウンでの手術について簡単に述べた後、ただちにモンデールの提案を厳しく批判し始めた。

「もしあなたのおっしゃる委員会が、移植実施施設に属す有能な医師の集団によるものであるとすれば、私には特にいうべきことはありません。……しかし、それとは違う委員会をお考えだとすれば、あなたは幽霊のいないところに幽霊を見ているのだといわざるをえません。実際はそうではないのですが、もしも仮に私がこの国の同僚たちと競争関係にあったとしたら、……そうした委員会を歓迎したことでしょう。というのも、そうなれば［米国の］医師たちは……私のはるか後ろに追いやられることになるからです」

議員たちはバーナードにガイド・ラインが医師たちに必要なのではないかという問いかけるが、一蹴されてしまう。たとえば脳死の判定について、委員会に教えてもらう必要などはない。「私たち医師は実に実に長い間、死の宣告を行ってきたのです」。また、稀少資源の配分問題も「新しい問題などではない」のであって、医師たちはこれまでも自分たちで決断を下してきたし、死の決定といった問題についても「それをなしうる人の手に委ねておくべきなのです」。そもそも専門家でもない人間を入れた委員会に医師の仕事を監視させるなど、「あなたのお国の医師に対する侮辱となるでしょうし、さらには進歩をはるかに後退させることにもなるでしょう」。バーナードの証言に一貫しているのは、新しい問題など存在しないという態度と非専門家による規制に対する露骨な反撥であった。たとえ倫理問題があるにしても、専門家はこれまでに十二分に対応してきた。病院内委員会以外に素人中心の委員会を作ろうというのは無益などころか、医学の進歩を阻害する。バーナードはそう断言した。

同じ反応は米国の専門家の間でも一般的であった。ある外科医は、素人の委員など「批判の術策に長けているだけで、自分では創造する能力が欠けていることに劣等感を抱いている」にすぎないとマスコミに語っている。また、米国で最初の心臓移植を行ったノーマン・シャムウェイは公聴会で委員会の設置を認めてもよいとする証言をしたが、設置することで連邦の資金援助が増えるのならという条件づきであった。モンデールは後に、「金は出せ、しかし口は出すな」という医学者たちの態度は理解できないものだったと回想することになる。ともかく、当時はまだ研究の自由に対する楽観論が生き残っていた。もちろんすでに見た一九六六年のＮＩＨの新しい方針に示されていたように、研究の事前審査を行う体制は整えられていた。しかし、その審査はあくまでもバーナードのいう「施設に属す有能な医師の集団」に委ねられていた。非専門家を医学研究の場面に登場させるという発想はそこにはなかった。結局、モンデールの提案は斥けられる。さらにモンデールは一九七一年にも同じ提案を行うが、それも同じような反撥を生んだだけに終わった。しかし、事態はわずか三年後の一九七四年に大きく変化する。対象が人体実験に限定されていたものの、包括的な規制を可能にする「国家研究法」が成立するのである。

3　胎児研究とケネディ公聴会

一九七三年四月一〇日、ヘレガースがケネディ研究所近くのパブで昼食をとっていたとき、一本の電話を受け取った。その場には、生命倫理の教授としてワシントン大学に着任したばかりのジョンセンが同席していた(81)。電話はユーニス・ケネディ・シュライヴァーからであった。ユーニスはジョン・F・ケネディの四歳下の妹で、ヘレガースとはジョンズ・ホプキンス大学以来親交があった。彼女はカトリック教徒の立場から生命倫理の問題にも深い関心をよせ、モンデールも参加した一九七一年のシンポジウム「人権、精神遅滞および研究」を後援してもいた。電話は、その日の朝に『ワシントン・ポスト』が報じた中絶胎児の実験への利用について話し合いたいというものであった。ジョンセンによれば、この電話が生命倫理についての最初の国家委員会が設立されるそもそものきっかけであった。

『ポスト』紙の記事は、NIHのヒト発生学発達研究部門に関する発表を報じていた。その部門の諮問委員会が妊娠後期の中絶胎児をまだ死ぬ前に実験に使用することを認める勧告を出したというのである。実験が将来の母親と子どものケアに役立つというのが理由であった。記事はある科学者の次のような見解を伝えていた。中絶胎児は子どもにはなりえないのであるから、一片の組織以上のものではない。したがって、実験は倫理的に問題がない。記事にはこの見解と対比するようにNIHのヒト発生学発達研究部門に参加していたヘレガースの談話も引かれていた。ヘレガースは、勧告には「どうせ死ぬんだったら、使ってもいいわけだ」というナチスの医学実験と同じ考え方が潜んでいると語り、生きている中絶胎児の利用に反対の立場を表明していた。

その日の記事では、NIHの当局者はそうした研究を支援しないと明言したことも報じられていた。しかし五日後の続報で、NIHの研究費を受けた米国の研究者がフィンランド、デンマーク、そして日本ですでに幾つかの研究を行っていたことが明らかにされる。そうした国々では米国よりも中絶胎児が手に入りやすいというのである。その後も『ポスト』紙の報道は続き、ユーニスの娘マリア・シュライヴァーを中心とするカトリック系の学生がNIHの研究者も招き集会を開くなど、中絶胎児に対する医学実験の問題は世間の注目を浴びることとなった。

一連の報道がきっかけとなって、問題は連邦議会の労働公共福祉委員会でも取り上げられることになる。そこでは、すでに医学研究をめぐる公聴会が始まっていた。医学研究の問題は、研究援助金との関係で連邦の問題でもあった。この公聴会の中心は、ケネディ家の末弟のエドワード・M・ケネディ上院議員である。ケネディの狙いは先のモンデールと同じく医学を外から規制することにあった。しかし、ケネディはモンデールのように医学全般にわたる問題を取り上げようとはしなかった。モンデールの公聴会での強い反撥を考えれば、六〇年代半ばからスキャンダルが続いていた人体実験に焦点を合わせる方が効果的である。ケネディは議論をもっぱら人体実験に絞る戦術をとった。

労働公共福祉委員会の「医療の質、人体実験」と題する公聴会では、まず人体実験のあり方をめぐってジェイムズ・ワトソンやB・F・スキナーを初めとする多くの科学者・医学研究者による包括的な証言が同じ七三年の二月から始まっていた。ヘイスティングス・センターのキャラハンとゲイリンも、倫理学者として証言を行った。六〇年代半ばからさまざまなスキャンダルが暴露されてきたにもかかわらず、同じような状況が相変わらず続いている。それを証言は明らかにした。たとえば、子宮ガンや流産用に認可された薬が発ガン性であることが説明されずに、避妊薬として使われていることが取り上げられた。薬はＦＤＡによっていったん認可されれば、別の目的に処方することは医師の裁量にまかされていた。しかしそれでは、十分な説明のない処方を許すことになってしまう。この例からは、薬の包括的な規制が必要だとする証言が引き出された。また、一九七二年にサン・アントニオの病院では、メキシコ系アメリカ人女性が知らぬ間に避妊薬の生理的心理的副作用を調べる実験の対照群に組み込まれていた。避妊治療の名目でプラセボを与えられた群では一〇名が妊娠していた。この報告は、貧しい少数派が特に狙われやすいということだけではなく、医学会に自浄能力がないという印象を人々に与える結果となった。さらに精神外科学の実験に関しては、実際の実験が研究者個人にまかされ、専門家による相互監視はなされていないという証言もでてきた。ゲイリンは全米医師会（ＡＭＡ）のような専門職集団はもともと自己防衛的で自浄能力には限界があることを指摘し、患者に権力を与えるべきだと公聴会で証言した（Cf., ROTHMAN 1991, 184-188）。

公聴会の準備スタッフには、当時ヘイスティングス・センターに所属していたヴィーチも加わっていた。ヴィーチは公聴会で証言も行い、実験研究における厳密な同意原則の必要性を強調した。その証言内容はその後拡大され、パートナーとしての患者・被験者という主張を生んでいる。[82] その要点は、実験の被験者を「研究素材（research material）」と見なす古いタイプの実験観を否定し、研究者と被験者との間に社会的な契約関係を認め、それによって実験を統制することにある。「研究者と被験者はともに自律的で、責任をもち、尊厳ある行為者であり、相互の利益追求を目的に協力して一定の契約をするパートナーと見なされる」（VEATCH 1987, 8）。この契約によって拘束される関係においては、厳密なインフォームド・コンセントが不可欠の前提をなす。ヴィーチも実質的にゲイリンと同じことを要求していた。

このようにケネディの公聴会では、モンデールの時と違い、医学研究の外的規制を求める声が大勢を占めることになった。そうしたところへ、『ワシントン・ポスト』の記事が登場した。それによるとＮＩＨは支援しないはずの胎児研究をすでに支援していたのであった。ＮＩＨを含め医学の専門家集団を外から規制すべきという圧力はさらに高まった。だが、これはモンデールの最初の試みからまだ五年後のことである。医学研究者たちとＮＩＨの大きな抵抗は根強く残っていた。問題の胎児研究をめぐっては全面禁止を説く議員とＮＩＨ当局者とが対立し、その間のやりとりはことに激しいものであった（Cf., JONSEN 1998, 98）。そのため、成立した「国家研究法」ではモラトリアム期間をおき、胎児研究を一時凍結するという形に収まることになった。しかし専門家たちの抵抗にもかかわらず法案が成立したのは、公聴会ではさらに「米国医学において最も非難された実験の一つ[83]」（PENCE 1995, 225）、タスキギー事件が取り上げられたからである。

4　タスキギー事件

タスキギー事件はすでに一九七二年六月の『ニューヨーク・タイムズ』の記事で公けとなり、ユダヤ人慢性疾患病院事件やウィローブルック事件以上の衝撃を人々に与えていた。記事は、ＮＩＨを傘下に擁する米国公衆衛生局（the United States Public Health Service）が一九三二年からアラバマ州メイコン郡で行ってきた梅毒研究を告発していた。

この研究では、被験者として黒人六〇〇名が選ばれていた。多くがタスキギー市の貧民層に集中しており、実験であることは告げられなかった。被験者には無料で定期検診と治療が受けられるという説明がされ、梅毒は「悪い血」の病いと呼ばれていた。だが実際に行われたのは梅毒患者の病状の経過を観察し、健常者群と比較対照することだけであった。梅毒患者は定期的に病状の進行状態が検査され、死亡するとただちに病理解剖にまわされた。ペニシリンが有効だとわかった後も、治療はいっさい行われなかった。といっても、この研究は特別秘密にされていたわけではない。この実験をもとに論文が幾つも出されてきたが、問題視されることはなかった。ところが一九六六年、大学を卒業したばかりの公衆衛生局の局員ピーター・バクスタムがたまたま実験のことを知る。疑問を抱いたバクスタムは、局内部で実験の中止を求める努力を開始する。しかし上層部は黙らせようと圧力をかけるだけであった。しかも一九六九年には、研究を監督していた公衆衛生局疾病コントロール・センターは研究の質をさらに高めて続行するという決定を下した。それがバクスタムの指摘を受けて当局が打ち出した対応策であった。バクスタムはこうした局の対応に業を煮やし、ついにAP通信に連絡をとる決心をする。こうして問題は『タイムズ』紙をはじめ、全米で一面トップを飾る記事として報じられることになった。

記事はただちに連邦議会にも反響を呼び起こした。ある上院議員は事件を「道徳的倫理的悪夢」と呼んだという。公衆衛生局の幹部は長期にわたる研究は何も秘密だったわけでなく、専門誌に多くの成果を生み出してきたことを強調した。そして、患者には同意をとりつけ、治療薬も出さなかったわけではないと釈明しようとした。しかし弁明は空しかった。記事の二ヵ月後には、教育学者ブローダス・バトラーを長とする「タスキギー梅毒研究臨時審査委員会」が作られ、さらに二ヵ月後に最初の報告書を発表する。最終報告書の発表は翌一九七三年四月となった。ちょうどケネディ公聴会が開始された直後であった。最終報告書は過去四〇年以上にわたる実験の即時中止と生存者への賠償を勧告し、さらに人体実験に対する連邦全体の包括的な法規制をはかるための政府委員会の設置を呼びかけていた。

その最終報告書の公表に先立つ形で、ケネディの公聴会はタスキギー事件を取り上げた。公聴会には被験者となった二人の黒人も招かれた。彼らは梅毒だと告げられたことはなく、「悪い血」によって体力が衰えているのだと思い込まされていたと証言する。さらに公聴会では、タスキギー事件委員会の委員も務めたカッツが人体実験に対する現行制度の手ぬるさを厳しく批判し、連邦全体にわたる

法的規制の必要を説いて、次のように証言した。(84)

「研究共同体は意味のある自己規制を自らの実践に課すことにも、人体実験に許される限界について学問的に深みのある形で議論することにも何ら努力を傾けてきませんでした。ですから、規制をどこか別のところから（from elsewhere）しなくてはならない、と私は提案いたします」

ケネディは、公聴会でこうした証言を引きだした後、議会に一つの法案を提出する。それは医学実験全般にわたる連邦の規制を目指すものであった。ケネディ法案はすんなりと通過したわけではない。幾つもの反対意見を反映する形で修正が行われ、ケネディが求めた恒久的な国家委員会の設立も、政府によって三年の期限つきの臨時の委員会に変更される。しかしここに、モンデールが求めて果たせなかった法的規制がまがりなりにも実現することになる。いうまでもなく、問題を人体実験に絞ったことと中絶胎児の実験の問題やタスキギー事件への関心に後押しされたことが大きかった。スキャンダルが医学研究者の楽観論を退場させた。こうして「国家研究法（the National Research Act）」が、一九七四年七月一二日に成立する。これは医学研究を対象とする初の連邦レヴェルの法律である。この法律によって、医学研究の問題はその議論の場を専門家集団内部からその外へ完全に移すこととなった。

第二章　国家委員会と「倫理学の新しいやり方」

1　被験者保護のための国家委員会

一九七四年にニクソンが署名した「国家研究法」には、三年間の期限つきの国家委員会（「生物医学および行動科学研究の人間の被験者保護のための国家委員会」（the National Commission for the Protection of Human Subjects of Biomedical and Behavioral Research）の設立が定められていた。この委員会の役割の一つは、胎児を対象とする場合も含め、人体実験全体にわたって人権と福祉を擁護するための法的規制を健康教育福祉省長官に勧告することにあった。それとともに、委員会には、「人間を被験者として含む生物医学および行動科学研究を実施する基礎となるべき基本的な倫理原則（the basic ethical principles）を明らかにし、遵守されるべき研究のガイドラインを明らかにする」ことも課せられていた。

国家委員会の委員一一名は七四年の末に任命された。委員の構成には、時代の変化がはっきりと現れている。委員長にはハーヴァード大学産婦人科学教授ケネス・J・ライアンが選出されたが、委員の半ば以上は非専門家で占められた。一一名の内訳は、医学者三名、生物学者二名、法律家三名、一般人一名、そして、倫理学者二名、ジョンセンとカレン・ルバックである。六〇年代に医学をめぐる問題が注目を集めるようになった時、開催された各種の医学会議の中心はもっぱら専門家であった。モンデール公聴会で非専門家の参加を擁護したビーチャーが長を務めたハーヴァード大脳死委員会でも、その点では大きな違いはなかった。それがここでは中心は明らかに非専門家にあった。

一つには、人体実験をめぐる専門家集団の対応に対する不信があった。ビーチャーの「倫理学と臨床研究」以来、医学研究をめぐるスキャンダルは次々と現れ、消えることはなかった。問題の解決を専門家とそれを統括すべきNIHに委ねることなど、もはや誰の信頼も得られそうにない。こうした不信感をケネディは公聴会で十分に利用した。カッツが証言したように、「規制をどこか別のところからしなくてはならない」。

さらに、この時期、医学専門家の内部にも外部での議論を求める動きがあったこともすでに見た。新生児集中治療をめぐってジョンセンなどが非専門家中心にガイドラインの試案を作成しようとしたのは同じ七四年の五月のことである。その試みは専門家たちによる問題の指摘に対応しようとしたものであった。

医学の外においても内においても、同じ変化が求められていた。医療をめぐる諸問題を社会において論じなければならない。残るのはそれを具体化することであった。その課題を果たしたのが、国家研究法によって設立された国家委員会の仕事であった。

2 『報告と勧告、胎児に対する研究』

国家委員会ではまず胎児研究の問題が取り上げられた。「国家研究法」によって期限が切られていたこともあって、委員会はわずか四ヵ月で、最初の報告書『報告と勧告、胎児に対する研究』[85]を書き上げることになる。そこには、キャラハンが米国の生命倫理の特徴として認めた「規制の倫理学(regulatory ethics)」(CALLAHAN 1993, S 8)のモデルが示されていた。この報告書はどのようにして仕上げられたのか。

議論の対象は胎児そのものを被験者とする研究と妊娠中の女性に対する研究であった。まず委員会のコンサルタントや契約スタッフによって関連する医学的な情報が収集され、研究の現状を把握することから仕事は始められた。世界中から集められた専門論文は三〇〇〇を越えた。そうしたデータが整理された後、神学者、哲学者、医師、科学者、法律家、公務員そして一般市民の意見が、書簡やレポートや証言といった形で、広く求められた。他方で、委員会自体も問題を分析するとともに、公開ヒアリングを開催し、生の声が集められた。その結果を受けて、委員会は最終的な勧告案にたどり着いた（Cf., JONSEN et al. 1998, 29）。

委員会では、問題は何よりもまず倫理的・価値的要求の対立として理解されている。胎児のケアと尊重の要求と、実験研究による利益との対立である。胎児は遺伝学的に見てヒトであることから、人間の被験者と同じ保護の対象として考えなければならない。一般の人々が胎児研究に対して大きな懸念を抱いているのも、胎児が人であるからである。しかし、他方では、胎児および妊婦に対する医学研究が人々の大きな利益となってきたことも事実である。その研究によって、未熟児や胎児の疾患、母体の健康などにかかわる問題が解明されてきた。その点からすれば、研究を一律に禁止することはできない。というよりも、実際に行われてきた研究の多くは倫理的に問題がないことをはっきりと認めるべきである。ただ、慎重な取り扱いが必要となる場合もあることには注意しなければならない。そのため、幾つかの区別が必要となる。そこで報告書は場合を分けて、連邦の資金援助が認められる研究の条件を決めていく方法をとった。

報告書の結論をいえば、治療的実験にしろ非治療的実験にしろ、現状の胎児研究のすべてが受け入れられている。ただし、通常の人体実験と同様の手続きを厳密に踏むことが求められたのである。場合を区別する方法は、実験の否定には至らない。問題の発端となった中絶胎児の実験については、委員会内部でも意見が分かれたという。しかしそうした実験も、妊娠二〇週未満で、中絶の仕方を研究目的で変更しないなどの条件をつけて認めている。同じような形で、報告書には一六からなる勧告が盛り込まれた。その勧告の各々にはどのような票数で採択されたかが明示され、勧告に反対した委員の反対意見が最後に併記されている。そして胎児研究に関して「国家研究法」のおいたモラトリアムは、勧告に基づいて法的整備をした後、ただちに解除されるように求められた。

『報告と勧告、胎児に対する研究』では、まず科学研究の現状の確認があり、次いでその評価を多様な観点から広く求め、評価についてコンセンサスの形成がはかられた。その後さらに、コンセンサスを定着させうる制度について勧告が出された。この『報告と勧告』は仕事のモデルとなるものであった。国家委員会は、その後も同じ手法で、七八年まで、人体実験をめぐるさまざまな問題を取り上げ、次々に報告と勧告をまとめていく(86)。全部で九つの報告と勧告は、二つを除き(87)、いずれも立法に結びついている。こうして、人体実験に関してラムジーが予測していた法による規制がはじめて現実のものとなる。

もちろん、そうした規制の議論に科学技術への透徹した批判を求めるのは的外れである。キャラハンによれば、一律の禁止でも黙認でもなく、規制で行くというのは紛争を処理するきわめて米国的なやり方である。それが米国の生命倫理においても採用される。求められているのは、科学技術の批判ではなく対立の調停であった。これは生命倫理がフレッチャー流のすべてを認める立場とラムジー流のすべてを否定する立場の中間を行くことを意味するものであった（CALLAHAN 1993, S8）。大きな違いをもつ多様な立場が歩み寄ることのできる道を見出さなければならない。そうした合意形成の可能性が、この国家委員会では試された。これは倫理学者もまた当事者として議論に参加することを意味する。もちろん、このやり方によって倫理学者が具体的事例の真の当事者になるということではない。ここでも単なる傍観者が感じざるをえない躊躇を消し去ることは不可能なはずである。しかし、議論の場が「現に決定を生き抜く苦悩を離れて」社会の中に移されることによって、倫理学者もまたそれなりの仕方で闘技場での闘いに参加することになる。時に現実がそのまま肯定されているに過ぎない（ように映る）のも、あくまでも「現実的な」合意形成が求められていたからである。クラウザーとコウペルマンにならっていえば、ここでは一種の「団結心（esprit de corps）」が必要であった。従来の人文科学研究のように、メタ・レヴェルあるいはメタ・メタ・レヴェルで他の研究者の一歩先を行くことを目標にするわけにはいかない（CLOUSER & KOPELMAN 1990, 121）。こうした国家委員会の仕事に、委員を務めたジョンセンは「新しい倫理学のやり方（a new way of "doing ethics"）」（JONSEN 1998, 101）を見出すことになる。

3　「新しい倫理学のやり方」

ジョンセンのいう「新しい倫理学のやり方」の新しさとは何に由来するものであったのか。ジョンセン（JONSEN 1988, 66-77）は米国の道徳哲学の流れをおおむね次のように説明している。

米国の道徳哲学は一九世紀末から二〇世紀初頭にかけて、黄金期を迎える。ウイリアム・ジェームズ、ジョサイア・ロイス、ジョン・デューイ、ジョージ・ハーバート・ミードが代表者である。この時期に主に英国の道徳思想の導入から始まった米国の道徳哲学がその独自の姿を現す。いわゆるプラグマティズムである。その特徴は、ジョン・エドウィン・スミスによれば、三つの信念に要約される。第一は思考が何よりも具体的状況における問題解決の営みであること。第二は思想や理論の違いはそれを奉じる人の行動となって現れるべきこと。第三は知識によって進歩への障害を取り除き、地球を文明化することが可能なこと。これにはさらに宗教的感情の尊重、民主主義の擁護、個人の自由実現の可能性への確信といった特徴を加えることができる。こうした米国の道徳哲学の特徴はそのまま生命倫理に引き継がれている。「しかし」、とジョンセンはいう、「この道徳哲学の先人たちと生命倫理学者たちとの間には、メタ倫理学と呼ばれる闖入者（interloper）が入り込んだ」。

メタ倫理学はムーアの『倫理学原理（*Principia Ethica*）』（一九〇三）に端を発し、その言葉を作り出したエヤーの論理実証主義によって、規範倫理学を哲学研究の分野から駆逐する結果を招いた。エヤーの主張を米国に持ち込んだのは、チャールズ・スティーヴンソンの『倫理学と言語（*Ethics and Language*）』（一九四四）である。それ以降、人間の具体的な行為の指針を論じようとする規範倫理学は単なる思想的おしゃべりと見なされていく。それは厳密な分析に耐ええない。もちろん五〇年代初めからすでに、ジョン・ロールズなどの試みは始まっていた。しかし少なくとも六〇年代末までは、哲学が現実の道徳的・価値的問題に関係するなどと考えるのは哲学の素人しかいないという状況が一般的であった。専門の倫理学者は精緻な言語分析に手腕を発揮する二階の住人なのであって、一階の世俗の出来事は問題ではなかった。

ジョンセンは、一九六八年の米国哲学会西部地区総会でのシンポジウムに招かれたチョムスキー

（CHOMSKY 1968）の痛烈な批判を引いている。チョムスキーはヴェトナム戦争を遂行している政府を激しく攻撃し、価値からの自由を宣言するテクノクラートたちがその帝国主義を支えていることを指摘した。と同時に、哲学者たちもまた価値からの自由を旗印にして、安穏として平和をむさぼっていると批判した。(88) ジョンセンからすれば、この批判にはメタ倫理学という闖入者が生み出した結果が端的に反映されていた。哲学の実践知を求める営みは消え去ろうとしていた。だがまさに同じ時期に、医学をめぐるさまざまな問題が哲学者にも実践的解答を出すように求め始めた。それは安楽なまどろみを破る緊急性をもった要求であった。こうして、米国の道徳哲学の先人たちにつながる倫理学の転回が起こり、「医学が倫理学の生命を救う」(89)（TOULMIN 1982）事態がもたらされたというのである。

ジョンセンはさらにいう。だが、哲学者は現実の問題にどのように対処できるのであろうか。単なる社会批評家を越えるためには、何が必要なのか。ヘアのように、哲学者の役割を価値に関して用いられる言葉の専門家という点に求めることもできよう。(90) しかし論理的明晰化は哲学の道具にすぎない。そうした道具を用いてさらに実質的な議論に参加する余地はないのであろうか。確かに現実の問題への許諾に関して、立場を異にする哲学者が見解を同じくすることなどありそうもない。哲学が再び現実の問題に立ち返るにしても、合意を形成し得るような実質的議論を行えるかといえば、多くの哲学者は懐疑的にならざるをえないであろう。しかしそうした懐疑論は、国家委員会での経験からすれば否定できる。単なる社会批評家としてではなく、実質的な議論を行い、合意を形成する倫理学者の仕事が現に存在する。それをジョンセンは確信した。

ここでは、国家委員会のコンサルタント兼スタッフを務めたジョンセンの僚友、スティーヴン・トゥールミンの証言を引いておこう。そこには、「倫理学の新しいやり方」がどのようなものであったのかがよく示されている。

「私は、委員たちがきわめて複雑でデリケートな倫理的問題に関する勧告で合意に至りえたことに感銘を受けた。もしそれ以前の理論家たちが正しくて、倫理的考察が現実には多様な文化的態度や変わりやすい個人的感情とに依存するのであったとすれば、経歴がこれほど異なる委員会のメンバー一一名の間では道徳的問題について実際の事実に関して見られたよりもはるかに意見が分かれたはずである。……思い出してみても、委員たちは譲歩を許さぬ角突き合わせるような原則の支持者たちであったのに、討議が暗礁に乗り上げたことは一度としてなかった。……委員会のコンセンサスはどのようにして可能になったのか。そのポイントはまさにこうした後の方の議題の特徴、すなわち、特定の典型的問題となるケースに議論を集中することにあった。……この委員会の仕事の結果は医学における臨床的判断の性格について深く反省したことのある医師なら何ら驚くべきことではないであろう。医療の実際における伝統的な道徳的ケースでは、第一の欠くべからざるステップは〈ケース・ヒストリー〉を十分たくさん集めることである。それができるまでは、賢明な医師なら判断を控えるだろう。もし医師があまりに早く理論的考察の影響を臨床的分析に及ぼせば、十分で正確なケース記録に対して先入観をもってしまい、後になって重大な鍵であったとわかることを見逃してしまうかもしれない。また、この結果はアリストテレスにとっても、何ら驚くべきことではなかったであろう。倫理学と臨床医学はともに具体的領域における思考と推論の最良の例であり、そこでは、アリストテレスが強調したように、幾何学的議論の理論的厳密性は達成不可能である。すなわち、その領域で何よりまず求められるべきは、理性的たることであって、厳密さを主張することは〈ケースの本性〉からして許されないのである」（TOULMIN 1982, 741-742）

ジョンセンやトゥールミンにとって、国家委員会での経験は新しい発見であったに違いない[91]。事例が実質的議論を可能にする。ここに、二人は生命倫理における議論の可能性を見て取った。二階の住人も一階での議論に直接参加できる。

国家委員会の時点で、アリストテレスの指摘の重要性がどれほど意識されていたかはわからない。しかし、そこでの経験は『ニコマコス倫理学』の考察を裏書するものであった。議論の対象となる素材に即してみれば、行為については幾何学の論証と同じ厳密さをもって語れない。この点を認めなければ、議論は始まらない。事柄に許される範囲の厳密さを求めることが教養というものである。メタ倫理学はその点をわきまえていなかった。規範倫理学に厳密さを求めることは的外れである。事例に即してそれぞれに最もふさわしいことを考察しなければならない。「新しい倫理学のやり方」はアリストテレスの再発見でもあった[92]。そこでは具体的事例の分析が社会的な合意形成の出発点となる。

だが、こうした「新しい倫理学のやり方」は、同時に、事例を与件として受け取り、その由来の意義についてはは問わないということをも意味しうる。胎児研究についての報告に見たように、国家委員会の報告は科学研究の現状を厳しい条件をつけるにしても、結果的にそのまま肯定する傾向を示している。ここには、科学研究の現状に対する批判的吟味の姿勢は希薄である。考察は現に行われている研究に基づいて、研究が許容される一定の条件を明らかにすることに向けられる。ヨナスが「随意選択的な目的」にすぎないとした科学の進歩はいわば自明の前提であって、表立って問われることはない。だが、国家委員会は事例に即した合意形成だけではなく、そうした試みが行われる前提を明らかにする課題も負っていた。そうして出されたのが『ベルモント・レポート』である。それは生命倫理の成り立つ場を明示することになるものであった。

第三章　『ベルモント・レポート』と原則主義

1　『ベルモント・レポート』の成立

国家研究法は国家委員会に対して、個別的問題の勧告とともに、実験研究を実施する「基礎となるべき基本的倫理原則」についても明らかにすることを求めていた。人体実験にどのように対処すべきか、その基本的視点を定めなければならない。この課題に応えるべく国家委員会によって出されたのが『ベルモント・レポート』であった。それは、ヴィーチ（VEATCH 1981, 45）によって、「非宗教的アメリカ的な医療倫理の近年における最も完全な表現」と呼ばれることになるものであった。まず、委員会がこの『レポート』を出すに至った経過について見ておこう。それは多数の倫理学者による共同作業の過程であった。

倫理原則を論じる会合は、他の問題の場合とは異なり特別に非公開の形で、一九七六年二月にスミソニアン研究所のベルモント・ハウスで開かれた。委員会はあらかじめ多くの倫理学者に対して協力を呼びかけていた。協力したのは、倫理学理論に関して詳しい分析を発表していたカート・バイアーとアラスデア・マッキンタイア、また、生命倫理を主導することになるチルドレス、ビーチャム、エンゲルハート、ウォルターズである。これら倫理学者の論文をトゥールミンが分析し、会合の冒頭で報告した。その報告を受けて、まず全体での討議の後、主題別にグループが作られ、議論が行われた。主な議題は諸原則、危険度と受益度、インフォームド・コンセント、研究と治療（practice）の区別などであった。

各グループの報告を受けて、再度全体で検討がなされた。そのうち、原則について議論したグループは七つの原則を提示し、トゥールミンがさらに一つ付け加えた。(一)自己決定の尊重、(二)研究の被験者個人の利益、(三)他の個人や集団に対する現在および将来の利益、(四)被験者個人への危害の最小化、(五)他者に及ぶ可能性のある危害の最小化、(六)配分的正義への配慮、(七)補償への配慮、そして、(八)弱者の保護の八つであった。しかし、認めるべき原則としては数が多すぎるという批判が出る。結局、エンゲルハートとビーチャムの寄稿した論文を手がかりにして、三つの原則（principles）に三つの応用（applications）という形に落ち着いた。それは最初の八つの原則から見れば、はるかに一般性の高い形で定式化されている。「人格の尊重（respect for persons）」、「恩恵（beneficence）」、「正義（justice）」という原則と、それらを医学実験の問題に応用して得られる「インフォームド・コンセント」、「危険度受益度評価（assessment of risks and benefits）」、「被験者の選抜(selection of subjects)」という下位原則である。

こうした整理を踏まえて、トゥールミンが委員会レポートの草稿を作成した。これを基にジョンセンを中心とする私的な検討会が重ねられ、最終草稿が七七年の年末に出来上がった。これがさらに翌年の会合で討論され、最終的には委員会に顧問として加わったビーチャムが決定稿を完成する。こうして、ようやく、倫理原則に関する報告書が一九七九年の四月に公表される。これが、『ベルモント・レポート、人間の被験者保護のための倫理的な原則およびガイドライン（*The Belmont Report: Ethical Principles and Guidelines for the Protection of Human Subjects of Research*）』[93]であった。

2　三つの原則と三つの応用

『ベルモント・レポート』は原則の説明に先立って、研究と治療（practice）との区別に触れ、定義を与えようとしている。社会に対する専門家集団の責任を定義をもって明らかにしようとする点に、この『レポート』の姿勢がよく示されている。

研究と治療との区別は、非治療的研究と治療的研究との区別といった形で、すでに論じられてきたものである。しかし研究と治療とがしばしば重なり合うこともあって、この区別は曖昧にされることが多かった。これに対しては、明確な定義をもって応えなければならないというのが『レポート』の判断であった。「治療」とはもっぱら個々の患者の福祉に資することだけを目的に行われる処置を指す。特定の個人に対して行われる診断、予防、治療がこれに当たる。もちろん、その処置は成功するそれなりの見込みがなければならない。他方、「研究」は、通常、目的と方法をのべた正式のプロトコルに従って行われる。それは特定の個人に対する診療行為とは異なり、被験者の保護が十分かどうか一定の審査を必要とするものである。もちろん『レポート』は、医師が新しい「実験的な」処置を試みるからといって、それがただちに研究になり審査が必要だというわけではないことを認める。しかしまったく新しい処置については、その安全性について早い時期に正式の研究の対象とすべきである。その点で、医療専門家の委員会（medical practice committees）の責任は大きい。『ベルモント・レポート』は研究と治療をその目的に従って明確に区別し、審査の対象を研究に限定しながら、治療的実験については、その安全性の確認を専門家集団の責任として明示した。この主張は一九六三年のビーチャー論文以来の議論を総括するものであった。

こうした責任の指摘の後、『レポート』は、三つの原則（人格の尊重、恩恵、正義）について説明していく。以下、それらの原則を対応する応用原則（インフォームド・コンセント、危険度受益度評価、被験者の選抜）とともに見て行くことにする。三つの応用原則は原則と従来の綱領に含まれる規則との中間に位置づけられるものであり、人体実験の許される条件をより具体的に示そうとしたものである。その原則と応用をめぐる説明には、後に「原則主義（principlism）」と呼ばれる議論の骨格が簡潔に示されている。(94)

第一の原則、人格の尊重は、二つの道徳的確信に分節化される。「第一に、個人は自律的行為者（autonomous agents）として扱われるべきである。第二に、自律性が低下した人格は保護される権利を付与されている」。これが、二つの道徳的要求を生み出す。「すなわち、自律（autonomy）を承認せよという要求と、自律性の低下したものを保護せよという要求である」。

自律的な人格とは、自由な理性的行為者であって、その行動を妨げることは許されない。唯一他者への危害だけが、自由を制限する正当な理由となる。情報の操作は自由の実現を妨げるものである以上、認められない。だがもちろん、すべての人間が「自己決定可能（capable of self-determination）」であるわけではない。まだそうした能力をもたない者や、そうした能力をもちえなかったり、失った者に対しては、保護が必要となる。加えて、自律性の有無は定期的に、また、状況に合わせて、評価し直さなければならない。「未成年者や能力をもたない者を尊重するには、そうした人々をあたかも成人であるかのように保護すること、あるいは能力をもたないにもかかわらず保護することが必要となろう」。この原則は自律的行為者の自由の尊重とともに、自立性の減少した人の保護を要求する。

人体実験に関しては、この原則から自由意思に基づく実験への参加と十分な情報の必要性が出てくる。ただしその自由な参加という点については、たとえば囚人の志願者の場合に明らかなように、自由な参加と被験者の保護とが対立し、この原則だけでは十分な解答が出てこない場合が考えられる。対立する要求はいずれも同じ人格の尊重の原則に由来するからである。『レポート』はそうした場合には対立のバランスをとるしかないと認めている。

人格の尊重という原則からは、インフォームド・コンセントという下位原則が導き出される。この応用について『レポート』は情報、理解、任意性（voluntariness）の三つの要素にわけてより具体的に説明し、インフォームド・コンセントが有効となりうる条件を列挙している[95]。

この「人格の尊重」という原則はビーチャムとチルドレス（BEAUCHAMP & CHILDRESS 1979）によって「自律の原則（principle of autonomy）」といいかえられ、米国の生命倫理の議論で最も頻繁に引き合いに出されることになるものである。ここには、さまざまな形で展開されて来た患者の権利を求める社会運動の反映や、ヨナスやラムジーの議論の影響（Cf., JONSEN 1998, 152）を認めることができる。一方には「人格の尊重」をいわざるをえない状況があり、他方にはそれをいうことでもたらすべき変化があった。確かに『ベルモント・レポート』（JONSEN *et al.* 1988, 23）も認めていたように、この原則によって人格の尊重の実質がただちに明らかとなるわけではない。また、自律をいうことで肝心の問題が取りのがされると批判することも可能である。インフォームド・コンセントに関してラントス（LANTOS 1997, 89-90）が指摘していた医療の変質はまさにその点にかかわっている。七〇年代から患者の自律を説く急先鋒だったヴィーチも、八〇年代に入るとその主張が一時的な勝利を収めたに過ぎないことを認めざるをえなかった（VEATCH 1984, 38-40）。しかし、この原則は医学実験もまた社会の中で生じる行為であることをあらためて確認させるものでもあった。その点でこの原則が第一に置かれたことの意味は大きい。また、ここに示された被験者保護の基本的な考え方は現在の米国の研究の被験者保護の連邦規制（一九九一）（Cf., JONSEN *et al.* 1998, 62ff）に受け継がれ、実験研究の規制に関して大きな影響を及ぼすことになった。現在ではそこで示された条件の多くはごく当然のこととして定着したといってよい。

第二の原則は恩恵である。

「人格が倫理的な仕方で扱われるというのは、単にその決定を尊重し、害から保護することによるだけではなく、その福祉を確保しようと努力することにもよる。こうした扱いにかかわるのが恩恵の原則である。〈恩恵〉という言葉はしばしば狭い意味での義務を越えた親切さや愛情による行為を指すものとして理解される。本文書では、恩恵をより強い意味で、一つの義務として理解する。この意味での恩恵的行為の補足的表現として、二つの一般的規則が定式化されてきている。(一)害するなかれ、(二)利益をできるだけ最大に、害をできるだけ最小にせよ」

この説明には、『ベルモント・レポート』の立場の特徴がよく現れている。そこにあるのは、人体実験の科学的価値の承認と逸脱への危惧である。『レポート』は恩恵原則に示される観点がヒポクラテスの「害するなかれ」を実験領域にも応用しようとしたクロード・ベルナールにすでに認められるという。しかし、『レポート』は無加害原則を立てることには問題があるという立場をとる。害を避けるためには何が害になるのかを明らかにしなければならないし、利益のために被験者を害にさらさねばならないこともあり得る。ラントス（LANTOS 1997, 87）が指摘していたように、いったん大きな害を与えることから出発するというのは現代医療における治療行為の一般的特徴であった。無加害を原則として立てれば、人体実験が一律に否定されかねない。実際に評価が問題となるのは、危害だけではない。利益という観点も明示されなければならない。利益を最大にし、危害を最小にすべく努力し、それをあらかじめ明らかにする義務が研究者個人だけではなく、専門家集団に課されている。そうした点では無加害原則を含む形で恩恵原則を立てることがふさわしい(96)。この原則の「危険度と受益度の評価」も、そうした危害と利益の「体系的な評価」を求めるものにほかならない(97)。

だが、他方で『レポート』は恩恵原則が人体実験を正当化する理由としてしばしば使われてきたことも指摘する。たとえば、子どもを被験者とする実験は、直接被験者の利益につながらないような場合でも、子どもの病気の治療と健全な発育を理由に正当化されてきた。こうした正当化には異論も多いことを忘れてはならない。ただし『レポート』は一つの立場をとるのではなく、恩恵の原則自体が難しい選択を迫る場合があることを指摘するにとどめている。

このように、『ベルモント・レポート』は原則に基づいて人体実験に関して考慮すべき点を列挙した。そこでは絶えず反対の視点が考慮されているために、人体実験に対する態度は両義的なものに映る。原則を巡る議論にも、「規制の倫理学」と同じ配慮が働いている。こうした点は、最後の正義原則の場合にさらに著しい。

第三の原則の「正義」とは、「配分における公正さ（fairness in distribution）」を指している。問題は、「誰が研究の利益に預かり、誰がその重荷を担うのか」という点にある。基本的には、「等しいものについては等しく扱われなければならない」とはいえる。しかし、これには等しさをどうとらえるかという点で多くの議論がある。実際には、「(1)各人に等しい分け前を、(2)各人に個人的必要に応じて、(3)各人に個人的努力に応じて、(4)各人に社会的貢献に応じて、(5)各人に功績に応じて」といった定式化がなされ、多様な解釈が出されてきた。その意味では、正義原則の解釈には多くの困難があることを認めなければならない。しかし、人体実験の歴史を振り返るとき、一九世紀以降タスキギー事件に至るまで、被験者が「簡単に手に入る（easy availability）」特定の階層・階級に集中してきたことを忘れてはならない。その点で、正義原則は人体実験にとって重要な原則であることを銘記すべきだと『レポート』は述べている。

「被験者の選抜」には、いうまでもなく、正義原則が成り立っていなければならない。守られるべきは、個人的な正義と社会的な正義である。特定の個人の利益のために、それ以外の望ましくないような人々だけが選抜されるようなことがあってはならない。また、特定の階級や階層だけが被験者とされてはならないのである。ここで注意すべきは、個人的レヴェルでは公正さが守られていながら、社会的レヴェルで不公正が生じる場合があることである。また、『レポート』は特に精神遅滞者など施設入所者について言及し、直接の利益が期待できるのでない限り、施設入所者を第一に選抜するようなことがあってはならないとする。一般的に、社会的弱者（vulnerable）、つまり、マイノリティ、貧困層、重病人、施設入所者などが対象となる場合、正義原則がもっとも侵犯されやすい。この点に関しては、研究者や機関内審査委員会の責任は重い。この点を強調して、『レポート』本文は結ばれている。

3　『ベルモント・レポート』における原則の位置

国家委員会において実験研究の原則について解明するとは、どのような意味をもつ作業であったのか。『レポート』はこう書き始められていた。

「科学研究は実質的な社会的利益を生み出してきた。それはまた困難な倫理的問題をも引き起こしてきた。一般の人々は報道された生物医学実験における人間の被験者の虐待、特に第二次世界大戦中の虐待によってこの問題に注意を向けることになった」(JONSEN *et al.* 1998, 22)

これは、人体実験に関して常に指摘されてきた問題状況である。一方に科学による社会的利益があり、他方に被験者個人への虐待に対する一般の人々の懸念があった。科学研究のもたらす社会的利益と個人の危害に対する懸念とはどのように折り合いをつけられるのか。原則を議論する目的は、この問題状況に応えるための道筋をつけることにある。もちろん、これまでも問題解決を図る努力は行われてこなかったわけではない。しかし、それは十分な成果を上げることがなかった。『ベルモント・レポート』がおなじみの問題の指摘から始められたのは、従来の専門家集団を中心とする努力への批判を意味するものであった。

第二次大戦中の医学の名による戦争犯罪は、「ニュルンベルク綱領」というその後の人体実験のさまざまな綱領の手本となるものを生み出した。その後、さまざまな専門家集団によって各種の綱領が作られてきた。しかし、それらは必ずしもうまく機能してきたとはいいがたい(98)。綱領（Code）は幾つかの規則（rules）から成り立っている。規則は一般的なものもあれば、特殊なものもある。いずれの規則も一つ一つをとって見れば、それなりにもっともらしさを備えている。だが、問題はそうした規則間の関係にある。従来の綱領に含まれる諸規則には時に相互に対立するものが含まれていた。しかも、どのように優先順位を決定すればよいのかは、明示されてこなかった。そのため、実験研究の各段階は何らかの規則に従っているといえるにもかかわらず、実験研究が全体としては非倫理的となる場合が生じたのである。問題がさまざまなスキャンダルという形をとって表面化してきた理由もそこにある。これが、従来の倫理綱領に対する『ベルモント・レポート』の評価であった。

この事態にどのように対処すべきか。個別的な規則をただ列挙するだけでは役に立たない。場合によっては、倫理的な規則の集積が非倫理的な結果を生み出し、むしろ有害である。そうした事態に立ち至ったのは、問題考察の基本的な考え方が明示されてこなかったからである。そこに従来の綱領の弱さはあった。何よりもまず個々の規則が適用されるべき概念的枠組みが明示されなければならない。その作業は、実験研究に携わる専門家集団内部では完結しない。問われるべきは、専門研究の社会的な意味にあるからである。実験研究がおかれている社会的な場が示されなければならない。それを果たすことが、「より広い倫理原則（broader ethical principles）」を解明する意味である。問題はあくまでも人体実験にまつわる倫理問題の解決へと導く「分析的な枠組みを提示する」ことにある。倫理原則は規則よりも一段上に位置するものであり、「個々の規則を定式化し、批判し、解釈することを可能にする基礎を提示する」。原則とは人体実験を行う際の「一般的な規範的判断（general prescriptive judgments）」となるものであって、きわめて包括的でなければならない。これによって、「科学者、被験者、審査員そして問題に関心を持つ市民が人間を被験者とする研究に内在する倫理問題を理解する手だてがえられる」。このように、『レポート』はまず議論のレヴェルをあげることによって問題理解の視座を確保する重要性を強調した。この枠組みの提示によって、従来の各種の綱領に盛り込まれたような規則も意味をもってくるというのが、委員会の見通しであった。

　では、そうした枠組みを提供する原則とはどのようなものでありうるのか。それは社会的な原則以外にはありえない。すなわち、「われわれの文化的伝統において一般的に受け入れられてきた原則のうちから」選ばれるよりほかないのである。国家委員会の役割は、医学の実験研究にともなう問題を単に医学の専門領域における問題としてではなく、社会における問題として捉え、解明することにあった。規制の勧告という形は、その役割に対応している。そうした規制が由来する場はこの国家委員会が設定された場以外にはない。原則の解明とは国家委員会がおかれている場がどのようなものなのかを明かすことである。それはもはや医学の専門研究の内部にはありえない。そうした領域を自らの一部として含むような社会で問題は生じるのである。そのことを確認し、自分たちの社会がどのような社会であるのか、米国の「文化的伝統」を明らかにすることに、問題は集約される。

実験研究の原則の解明とは米国社会を支える原則の解明に他ならない。もし包括的な社会の原則を解明することができれば、その社会の中で生じる実験研究にまつわる問題にも対応の指針が得られるはずである。確かに原則から現実の問題までの距離は大きい。包括的原則は適応されるべき問題に合わせて、特化される必要があろう。それが実験研究に関する一般的な応用原則である。規則が機能するのは、こうした原則と応用によって示される概念的な布置の下においてでなければならない。もちろん、包括的な原則とその応用によってすべての問題が自動的に解決されるということではない。『レポート』も認めているように、そこで提出された三つの原則は、いずれも具体的な問題との関連で考えると、たちまち困難に出会う。人格を尊重するとは、どのような態度を被験者にとることなのだろうか。また、恩恵原則については、医学者が自らの判断に従って害を正確に知ろうとしている間にも、患者に害が及ぶ危険性は常に伴う。それに、どの時点をとって益と害を判断するのかという点も問題となる。また、正義原則との関連では、要求される平等性をどのような観点から評価すべきか、一定の結論があるわけではない。

このように、原則の提示だけでは問題の解決にはほど遠い。しかし、こうした原則を立てることによって、「問題に関心をもつ市民」も問題を理解し、判断することも可能になる。ここに原則を語ることの意味は求められる。それは社会が医療の倫理的問題を語ること、米国における生命倫理の成立を意味するものであった。その点を、最後に章を改め、『ベルモント・レポート』と同年に刊行された

『生命医学倫理の諸原則』を中心に確認しておくことにしたい。ビーチャムとチルドレスのこの著作は、二人が直接かかわった『レポート』に示された方向を人体実験のみならず、医療全般にわたる問題に適用してみせたものであった。

第四章　『生命医学倫理の諸原則』と原則主義の意味

1　『生命医学倫理の諸原則』：応用倫理としての生命倫理

ビーチャムとチルドレスは『生命医学倫理の諸原則』初版「序文」を「本書は生命医学に応用されるべき道徳的な諸原則の体系的分析（a systematic analysis of the moral principles that should apply to biomedicine）を提示する」と書き始めている。この言葉には、二人の基本的な立場が簡潔に示されている。生命倫理は応用倫理である。

「序文」（BEAUCHAMP & CHILDRESS 1983, ix-xii）によれば、原則に注目する発想は一九七六年にケネディ研究所にいた精神分析学者セイモア・パーリンによって示唆されたという。それがケネディ研究所やヘイスティングス・センターでの講義や国家委員会での活動によってしだいに具体化し、

『生命医学倫理の諸原則』となって実を結んだ。その骨格はビーチャムが決定稿を書いた『ベルモント・レポート』にもすでに示されていた。だが、ここでは原則が「無加害の原則（the principle of nonmaleficence）」を加えた四つに変更されるとともに、議論の対象も医療をめぐる倫理問題の全体に拡張されている。原則に基づくアプローチは人体実験の問題に対してだけ有効なのではない。それは生命倫理の扱う問題全般にも適用できる。そのことをこの著作は具体的に示そうとした。

ビーチャムとチルドレスが原則の体系的分析を志したのは、生命倫理の議論に場当たり的な「状況倫理」に陥いる危険性を認めたからである。近年、医学に関連する倫理的な問題が次々と現れてきている。問題は、中絶や安楽死、行動コントロール、人体実験、医療資源の配分など多岐にわたる。しかもそれらはその都度その都度センセーショナルな形で現れ、時間的な猶予なしに対処することを要求してくる。そうした要求を満たすべく書かれた著作も続々刊行されている。しかし、その大部分は、個々の問題を取り上げ、それぞれに解答を与えようとするだけで、道徳的な原則にまで遡及することは稀である。だが、道徳的ディレンマを生み出しているように見える個別例を分析し、その時その時に下される判断を並べるだけでは、問題の倫理的な解明をしたことにはならない。「何がある種のディレンマや判断をとりわけ道徳的とするのか。すなわち、いかなる基準によってある規範的な決まりが宗教的でも法的でも政治的でもなくてまさに道徳的であるといえるのか」。この問いに答えることは容易ではないし、二人もこの問いに最終的な解答を与えているわけではない（*Ibid.*, 14）。しかし、場当たり的な対応に終始することは道徳の否定に結びつく。常に例外を許容することで、義務の概念を無に帰してしまうからである。

ビーチャムとチルドレスは、この危機に対して規範倫理学の立場から歯止めをかけようとする。原則にまで遡って考えることではじめてディレンマは道徳的ディレンマとしての意味をもつし、個々の道徳的判断相互の結びつきも明らかとなりうる。問題の倫理学的分析は諸原則の考察を要求する。「道徳的生活の体系的な吟味としての倫理学は、われわれの通常の行為、判断、正当化をじっくりと何度も考えるように求めることによって、われわれは何をなすべきかを明らかにすることを目的にしている」。そのためには、明快で、一貫性をもち、網羅的でありながらも単純で、しかも可能な限り多くの問題に対応できるような倫理学理論が必要である。(99) 多くの規範倫理学者は「道徳的な生活がさまざまな規則を要求していることに気づいている」。そうした規則は状況にあわせて簡単に斥けることのできるような大雑把な経験則なのではない。規則には確固とした義務が示されている。「それゆえ、彼らは〈状況倫理〉を拒否する」のである (*Ibid.*, 43)。ビーチャムとチルドレスは、倫理学の基礎的な考察にまで遡る必要性を強調する。そのことによって求められるべき義務が明らかとなる。

倫理学は大きく規範倫理学と非規範倫理学に分けられる。後者には記述倫理学とメタ倫理学が含まれるが、この二つは医学における倫理問題を考える際にはあくまでも二義的な地位にとどまる。問題は規範倫理学が扱う「行為指針 (action-guides)」にあるからである。その規範倫理学は、さらに、行為の従うべき義務を供給する一般規範倫理学と、その個別領域への適用である応用規範倫理学に区別される。生命倫理はこのうち後者の「応用規範倫理学 (applied normative ethics)」として位置づけられなければならない。すなわち、生命医学倫理は「一般的な倫理学理論、原則、規則を医療実践、医療配分、医学的・生物学的研究の問題に応用する」。ビーチャムとチルドレスによれば、ここで「生命医学（の）倫理（biomedical ethics）」という言葉を用いるのも、「応用（された）倫理学（applied ethics）」という点を明示するために他ならない。一語からなる「生命倫理（bioethics）」という言葉は、「一般的な道徳的原則を人間の活動の一つの領域へ応用しているというよりも、独立した分野を扱っていることを示唆する」点で、「誤解を与える」（*Ibid.*, 9）からである。

このように、ビーチャムとチルドレスは問題の体系的分析の必要性を強調しながら、一般規範倫理学に体系性を求めることで、生命倫理を応用倫理として捉える視点を提示した。その視点が生命倫理を状況倫理から救い出す。それはアド・ホックな対応に追われていた議論に、かつてヨナスが必要性を強調した「原則の声」を取り戻そうという試みであった。提示された四つの原則（自律、無加害、恩恵、正義）はこの社会における道徳的原則である。それが医療の場面において果たされるべき義務を明らかにしてくれる。応用倫理としての生命倫理というこの主張は医療をめぐる倫理的問題が問題として成立する場を明示し、それを医療の専門家ではない者たち、ひいては社会が論じる正当性を宣言したものに他ならない。

2　倫理学理論と原則

ビーチャムとチルドレスによれば、規範倫理学において問題は道徳的なディレンマという形をとって現れる。行為の正しさについて自明であれば問題は生じない。どうすべきかという点に関して二つの立場が鋭く対立し、それぞれにもっともに思える理由があり、いずれをとるべきか明確でない。こうした事態は日常生活で稀ではない。道徳的ディレンマは、何が正しいのか、どのようにして行為や判断が正当化されるのかを考えるように促す。そこに倫理学の理論的考察、「道徳的**熟慮**と道徳的**正当化**（moral *deliberation* and moral *justification*）」（*Ibid.*, 4、第三版邦訳4－5）の出発点がある。

そうした熟慮と正当化について、ビーチャムとチルドレスは階層的な図式を提示している。道徳的ディレンマが生じる個別的な判断や行為はその上位の規則によって、規則はさらに原則によって、最終的には倫理学理論によってすべてが正当化されるという図式である。個別的行為↓規則↓原則↓倫理学理論と進むにつれ、レヴェルがより抽象的、体系的、一般的なものとなっていく。この図式は逆に理論から具体的行為へと一般的なものの個別化していく演繹的過程としても理解できる。上位のものは下位のものを方向づけ、指導する。規則と原則は一般性のレヴェルで差があるものの、個別的な判断や行為に対して同じ役割を担っている。規則と原則が義務を明示する。ともに一定の種類の行為をすべきである（あるいは、すべきではない）ことを規定するからである。そこで、規則と原則は

「行為指針」と呼ばれることになる。もちろん、これはあくまでも単純化した図式であって、実際には正当化の過程は複雑である。しかし、図式化することによって、問題を整理し、体系的分析を行うことが可能になるというのが二人の見通しであった。

　しかし体系的分析とはいっても、最終的に単一の倫理学理論によって体系化された生命医学倫理が目指されたのではなかった。『生命医学倫理の諸原則』はそうした統一理論の不可能性を認めるところから出発していた。そこには、国家委員会での経験の反映を見ることができる。ビーチャムとチルドレスは規範倫理学の代表的な理論として功利主義と義務論をあげ、それらが最終的に対立し、完全に統一的理論を提示することは不可能であると認める。そもそも、二人の間でも、理論的な立場は異なっていた。ビーチャムは規則功利主義をとり、チルドレスは規則義務論に立つ。しかもそれは、倫理学理論のもつべき条件に照らして吟味した結果だという（*Ibid.*, 42、第三版邦訳 49-50）。だが、功利主義者と義務論者とは、出発点は異なっても、具体的な判断において一致する場合が少なくないと二人はいう。たとえば、功利主義者リチャード・ブラントは「人々の利害の対立を含むような繰り返される状況に対して指示を与えてくれる規則」が、直観主義者W・D・ロスのあげた「暫定的義務（*prima facie duties*）」のリストに近いものになることを認めている（*Ibid.*, 42、第三版邦訳 50）。最終的な正当化の根拠は行為指針の内容とは直接にはかかわらない。実際、ビーチャムとチルドレスは、立場を異にするにもかかわらず、「一冊の言葉の完全な意味での共著」（*Ibid.*, Acknowledgments, xiv）を仕上げることができた。倫理学の理論的立場の相違は現実の行為指針、すなわち原則と規則のレヴェルでの一致の成立を妨げない。エンゲルハートにならっていえば、「非宗教的多元論的倫理学」は可能である。

しかしそうであるとすれば、倫理学理論はいったい何の役に立つのというのであろうか。理論を持ち出すことは、いたずらに事態を紛糾させ、余計な対立を生むだけになるのではないか。こうした疑問に対してビーチャムとチルドレスがいうのは、道徳的生活の多様性である。道徳（morality）は一つの理論によって完全に覆い尽せるほど単純なものではない。そもそも倫理学理論に完璧な包括性を期待することが誤りである。一つの理論が圧倒的優位に立つことなどありえない。にもかかわらず、理論を考えることは無益なのではない。広い一般的な倫理学理論を知ることは、「道徳性を見て取るための価値ある**展望**（a valuable *perspective*）」（*Ibid.*, 43）をわれわれに与えてくれる。倫理学理論によって道徳の多様性はいっそうよく理解されうるというのが、二人の立場であった。それは、倫理学理論に過度の厳密性を要求しないということでもあった。「アリストテレスをもじっていえば、われわれに期待しうるのは、主題にあった厳密さと確実さにすぎない。しばしば、解答は望みうるほどきちんとしたものとはなりえないのである」（*Ibid.*, xii）というのが、「序文」の結びの言葉であった。

こうした統一理論の断念から、『生命医学倫理の諸原則』における原則（及び規則）の特徴が出てくる。ここでは行為指針について最終的な正当化は図られないし、上位の理論による諸原則間の序列づけも行われない。そのため、原則に示される義務は一貫してロスのいう「暫定的義務」として理解される。しかし、暫定的義務は暫定的だとはいっても、それを凌駕するような他の義務が出現しない限りは、あくまでも義務である。それは状況倫理でも認められる「大雑把な指針（rules of thumb）」といったものよりも、はるかに拘束的な（binding）ものである。そこに示されるのは、任意に無視できるような勝手気ままな経験的な指針などではない。暫定的ということは、複雑な道徳的問題を出来る限り広い観点から分析しようという決意を意味する。アド・ホックな経験的な対応が肯定されているのではない。ビーチャムとチルドレスは原則の課す義務が暫定的であることを認めながら、それが拘束的であることを強調することで、問題への柔軟な対応とともに無原則に陥る危険性を回避しようと試みた。

3　『生命医学倫理の諸原則』への批判

ビーチャムとチルドレスの試みは、どれほど成功したのであろうか。『生命医学倫理の諸原則』は生命倫理における最も基本的なテキストとして大きな成功を収めてきたが、他方でさまざまな批判にさらされてきた。

そもそも原則や規則から出発する演繹的アプローチは、具体的問題について合意を形成する有効な方法たりうるのであろうか。同じ国家委員会の経験から出発したジョンセンとトゥールミンは、「新しい倫理学のやり方」を逆のアプローチとして定式化しようとした。事例に即して議論することが、合意形成を可能にする。求められているのは、決疑論（casuistry）の整備である。決疑論という言葉は、とりわけパスカルの『プロヴァンシアル』のイエズス会批判以降、否定的な意味で用いられてきた（Cf., JONSEN & TOULMIN 1988, Part V, 231ff）。だが、ジョンセンとトゥールミンは、決疑論こそ人間の行為の本性に合致していることを確信する。それは医療の場でも、常に用いられてきた方法である。

医学の本質は科学にではなく、技術にある。現代医学では確かに科学が大きな役割を果たしているが、健康や病気の理論を展開することが問題なのではない。医療の目的は病気を治療し、健康を回復することにある。治療的問題について中立を守ることは不可能である。そこでは事実と価値、科学と道徳といった区別は意味をもたず、常に価値的判断が求められる。要求されているのは技術的かつ道徳的な臨床知である。その知は特定の患者の特定の状況に対して「どのように私が対応すべきか」という個々の医師の実践にかかわっている。臨床知にとっては診断が本質をなし、事例分析が不可欠である。医師にとって、「診断において鍵となる要素は〈兆候の再認〉である。すなわち、新たな事例のうちに、それ以前の事例において出会った（あるいは読んだことのある）障害とか疾病とか傷害を再び突き止める能力である」（*Ibid.*, 41）。臨床は、決疑論的アプローチを要求する。

同じことは、倫理学の議論にもあてはまる。倫理学が扱うのは、特殊な事例である。アリストテレスがいうように、そこに厳密な理論を求めることは事柄の本性に反している。必要なのは技術であって、特定の倫理学説ではない。ここでも、あくまでも事例に即すことが重要である。そのためには、まず偶然的要素と恒常的要素を区別することで事例の構造を把握し、ついで範型的事例との類比によって分類し、さらに事例間の相互関係を解明する必要がある。問題は事例に原則や規則を応用することではなく、範型的事例を析出し、経験的知恵を涵養することである[100]。ビーチャムとチルドレスは問題への柔軟な対応を説いていた。しかし、そのアプローチでは現実の問題に答えを見出すことは不可能である。それは現実の行為指針を示しえない。方法論的な逆転が必要である。

行為指針となりえないという批判は、別の角度からも向けられてきた。クラウザーとガートの「原則主義」批判である。二人（CLOUSER & GERT 1990）によれば、原則主義はフランケナの『倫理学』（FRANKENA 1973）が創始し、ビーチャムとチルドレスが生命倫理に持ち込んだ。このアプローチでは「原則に割り振られた概念的、体系的位置」が明確にされることはない。諸原則は正当化されないままで単に並置されているだけである。それらは「さまざまな、しかも時に対立する示唆、観察の寄せ集めでしかない」。原則主義には一貫した倫理学理論が欠けている。そこに致命的欠陥がある。確かに原則主義は問題に対して暫定的に正しい原則を適用しているように語る。だが実際には、まとまりのない雑多な道徳的考察があるだけである。原則と呼ばれるものも、せいぜい問題を考えるときに思い出すべき注意点を列挙したチェックリストとなっているにすぎない。そこからはいわれるような「行為指針」は出てこない。それどころか、悪くすれば道徳説の恣意的使用を許し、道徳問題がそれで解決できるという誤解を生じさせる。「アンソロジー症候群」である。その点で原則主義は単に誤っているだけではなく、悪質でさえある[101]（CLOUSER & GERT 1990, 223ff）。

確かに、『生命医学倫理の諸原則』の実際の記述を見ると、こうした批判に理があるといわざるをえない。そこでは、原則が原則たる理由についてはほとんど語られない。最終的な理論的正当化は最初から断念されているからである。そのため、根本的な立場の相違に由来する対立には、『諸原則』は無力である。典型例は、子どもへの医学実験をめぐるラムジーとマコーミックの論争に見ることができる。ビーチャムとチルドレスによれば、その対立は次のようなものであった。

マコーミックは子どもに対する非治療的実験を肯定する。実験はそこに含まれる危険性が無視しうるほど小さく、代理同意がある場合には認められる。これがマコーミックの一般的規則であった。この規則の前提は正義原則である。われわれは誰でも共通善のために最小限の負担は負わなければならない。したがって、大人であろうと、子どもであろうと、一定の条件が満たされれば、誰でも実験への参加に同意する責務を負う。正義がそれを要求する。基本原則の要求する道徳的責務から見て、子どもが同意すべき場合には、親の代理同意は正当である。マコーミックの場合、一種の自然法理論がその議論を支えている。神は人間を共同体という一定の価値へ向かうように創造したのである。

他方、子どもに対する非治療的実験をいっさい否定するラムジーの主張は、いうまでもなく、人格の尊重という原則に支えられている。人間は単なる手段として扱われてはならない。そもそも、実験への参加は正義の問題ではなく、愛（charity）の問題である。ラムジーの場合、その原則は誓約に基づく信頼という神学思想を背景にしている。ここでは、マコーミックが条件とした危険性の度合いは無関係である。同意能力をもたない子どもを非治療的実験の被験者とすること自体が誓約関係に反するのである。ラムジーは社会に科学的利益を追求する義務を認めない。守られるべきは社会的利益ではなく、個人の尊厳であった。

ビーチャムとチルドレスはこの論争を倫理学理論の相違が具体的問題の許諾に及ぼす影響を示す例として提示した。子どもに対する人体実験をめぐる論争は、正当化の図式に従って整理することで、対立が理論的レヴェルに由来することが明らかとなる。マコーミックとラムジーの対立は、最終的には、功利主義と義務論の対立に帰着する[102]（BEAUCHAMP & CHILDRESS 1983, 41）。確かに、これは例としては適切であるかもしれない。しかし、そうした対立に二人が何をいいうるかということは、少しも明らかとはならない。正義原則と自律原則とは並置されているにすぎないからである。

『生命医学倫理の諸原則』では原則はさまざまな倫理学者の説の紹介をもって導入されていた。自律原則や恩恵原則についてはカントとミルが、正義原則についてはロールズが引証される代表的な倫理学者である。『ベルモント・レポート』にはなかった「無加害の原則」（*Ibid.*, chapter 4）についてもその点は変わらない。そこではまずヒポクラテスの「誓い」が引き合いに出される。「誓い」は「患者の救済」と「損傷や不正を慎むこと」を語り、無加害の義務と恩恵の義務を表明していた。ビーチャムとチルドレスはさらに例示を続けていく。規則義務論者と規則功利主義者はともに無加害原則を社会道徳の基礎として認めてきた。たとえば、功利主義者のハートは人間の傷つきやすさを基にして、この原則が社会的に最も基礎的な規則であることを主張した。他方、義務論者のロスやロールズも同様な主張を行い、各々恩恵原則と相互扶助の義務と区別している。無加害は立場を越えて原則として認められてきた。その実例の数の多さが無加害を原則に押し上げる。恩恵原則との区別についても[103]、次のようにいわれるだけである。すなわち、無加害と恩恵とは、危険度受益度分析で問題になるように、区別し難いことが多い。しかし、二つの原則を一つにまとめてしまうと、通常されている区別が曖昧になってしまう。無加害原則は恩恵原則よりも強い意味をもつことが多い。それ故、これら二つを「時には対立する、異なる暫定的原則として」扱う方がよい。これが区別の説明であった。

では区別された原則間の関係についてはどうか。ビーチャムとチルドレスは無加害原則と恩恵原則とが対立する時、たいていは前者が優先するという。だが、同時に語られるのは、その優先性を単純には維持しえないということであった。実際の行為の評価は難しいからである。無加害原則にかかわる諸規則[104]も「絶対的ではありえず、せいぜい暫定的なものにすぎない」。続くさまざまな問題――殺すことと死なせることとの区別、通常的・非通常的手段の区別と治療停止、治療義務の免除、代理による意思決定などの問題――の検討にあたっても、原則や規則を絶対視することなく、広い道徳的観点から問題へ接近すべきことが常に強調されている。そこでは柔軟な対応を学ぶことはできても、具体的問題に対する直接的な指針を見出すことはできない。結局、『生命医学倫理の諸原則』が批判をかわすことは理論的にも方法論的にも難しい。しかしそうした難点の故に原則主義がもちえた意味を見失ってはならないと思われる。

4　原則主義と生命倫理の成立

米国の生命倫理における原則主義は、医学をめぐる議論をその社会の中に位置づけようとする主張であった。『ベルモント・レポート』がいうように「われわれの文化的伝統」を原則という形で示すことが原則主義にとっては最大の課題であった。

クラウザーとガートは、一九九〇年に「国中で、生命倫理に目覚めた改宗者の群からわき起こるマントラ、〈恩恵…自律…正義〉」（CLOUSER & GERT 1990, 219）がせいぜい問題を考えるときに思い出すべきチェックリストにすぎないと揶揄した。しかし、思い出すべきチェックリストが提示されたことには、大きな意義を認めるべきである。たとえば、ビーチャムとチルドレスは無加害原則について次のように語っていた（BEAUCHAMP & CHILDRESS 1983, 109）。

ロスのように無加害原則に優先性を認める哲学者もいるが、これは絶対的ではない。無加害原則を文字どおりに絶対的なものとして認めれば、いったん現にある状態を悪しき状態においてから治療するという現代医療の多くが認められないことになってしまう。しかし、暫定的性格をもつからといって、原則を立てることが無意味になるのではない。「無加害に関するこうした暫定的な原則と規則によって、危害を加えるが故に道徳的正当化を常に必要とする行為が明らかにされる」。無加害を原則として立てることによって、医療の侵襲性への自覚を高め、注意深い行為を促すことができる。原則に基づく分析は、何を考えるべきなのかをさまざまな観点から明らかにする。まず必要なことは医学がなぜ社会的に問題となるのかを自覚することである。

医学の専門家たちのケース・バイ・ケース・アプローチ(105)への著しい依存を思えば、彼らにはそうした社会的視点に立った対応は望むべくもない。たとえば、同じく原則主義の代表的著作とされるヴィーチの『医療倫理の理論』(一九八一)の論点の一つはその点にかかわっていた。ヴィーチは、医療を医師が自らの能力と判断とに従って施すものとして捉え、医療倫理を医師の倫理(a physician ethics)に限定する考え方を「ヒポクラテス的伝統」と呼び、徹底的に批判した(VEATCH 1981, 5-6)。その伝統は「一連の非体系的、非反省的に集められた倫理的事例」の集積でしかない。それは医学の専門家たちがケース・バイ・ケース・アプローチにのみ従ってきた結果である。医療における事例は厳密にいえば唯一無二で、一般的規則を持ち出しても解答にならない。そのため、「大雑把な指針」が専門職集団の倫理綱領としてまとめられ、それに医療倫理は尽きると考えられることとなった。要は、具体的問題への対応は個々の医師のその時々の裁量に委ねられたということである。しかしそうした一般的規則の拒否が逸脱を生んできた。問題に答えるためには、医療を専門職と社会との複雑な相互関係の中に位置づけなければならない。ケース・バイ・ケース・アプローチでは、その関係は明らかとはなりえない。ヴィーチ(*Ibid.*)によれば、そうした関係は諸原則を明示する「医療倫理の一般理論」によってはじめて示されうるのであった。

また、原則主義に対する批判者たちも、原則主義の恩恵を蒙っていることは明らかである。たとえば、『教会と神学』誌上の論文「生命倫理、批判的考察」（SIEGLER 1982）で原則主義的生命倫理を「異邦人たちの医学（a medicine of strangers）」として批判したシーグラーの場合である。シーグラーによると、本来あるべき医療倫理が「米国の生命倫理の世俗化（the Secularization of American Bioethics）」によって大きく混乱し、危機に瀕している。原因は生命倫理が「もともと医療専門職の外部から生じた」ものであって、医師ではない者たち、神学者、哲学者、社会学者、法学者、歴史学者などを中心とする学際的な活動として展開され、医師が関与してこなかった点にある。とりわけ問題は哲学者と法学者にある。彼らは「医療倫理の適法主義的（legalistic）モデルを強調してきた。それは道徳的な行いにとって規則に従うことが問題であり、道徳的関係が規則によって定められる義務と権利からなると主張する」。生命倫理は医学的科学的共同体の関心を理解せず、医療現場の日常的倫理問題に目を向けない。そこには「明らかに反科学的、反医学的な偏見」が認められる。医師と患者を中心とするヒポクラテス以来の医療倫理の伝統も軽蔑されるだけである。その結果、「友人たちの医学（a medicine of friends）」ではなくて、「異邦人たちの医学」がもたらされた。だが、こうした生命倫理は専門職の反撥を招いたにすぎず、医師の日常的な活動にも影響をほとんど及ぼしていない。医学教育で担っている役割も「小さなおまけ」の地位にとどまっている。必要なことは、医療倫理を医学の内部に取り戻すことである。その具体化がシーグラーのいう「臨床倫理学（clinical ethics）」であった。

しかし、この論文の発表と同じ一九八二年にシーグラーも参加して刊行したハンドブック『臨床倫理学』[106]（JONSEN *et al.* 1982）はどのような体裁をとっていたのであろうか。これは決疑論を生命倫理の諸問題に適応しようとした著作といえるが、そこでは範型となるような事例の分析がちょうどビーチャムとチルドレスがあげた四つの原則と対応する形で行われている[107]。確かに、決疑論と原則主義とでは事例の位置が大きく異なっている。だがそうした違いは、原則主義の提示した議論の場の否定を意味しない。また、原則主義批判を展開したクラウザーとガートなどの統一理論による生命倫理の構想（GERT *et al.* 1997）も、並置されていた諸原則の関係を体系化する試みとして、先行する原則主義なしにはありえなかったであろう。

確かに、自律、無加害、恩恵、正義といった原則によって問題を整理することは、過度の単純化を含む。また、『生命医学倫理の諸原則』の議論にも明らかなように、原則から直接答が出てくるわけではない。しかし、求められるのはどのような形で対応していけばよいのかを示すことであって、出来合いの解答を並べることではない。ありそうな事例のすべてに直接的な解答を並べることは不可能であろうし、また道徳的なことでもない。逆に、原則による単純化によって問題点が整理され、思考が明晰にされうることに目を向けるべきである。生命倫理の若い世代を代表し、医師でもあるカール・エリオットは、学生時代のことを次にように振り返っている。

「複雑な事例を〈自律対恩恵〉へと単純化することは確かに一つの小さな嘘（実際には、多くの嘘）であるが、われわれはそうした単純化に含まれる真実あるいは有用性を忘れてはならない。私が学生の時に無数の事例を、たとえば自律と恩恵、恩恵と真実告知、行為することと差し控えることといったように、一定の仕方で分類することを学んだときに、混沌として見えた無数の事例から明晰さが立ち現れたことを思い出す。単純化はうまくいかないこともあるが、単純化を批判できるのは事例が最初から単純化されていたからにすぎない。さらに重要なことは、事例をそうした仕方で単純化して理解することで示される真実が問題を取り出すのにしばしば役立つということである。そうした真実はわれわれ（少なくとも欧米にいるわれわれ）がそうした問題について考えるときにしばしば至りつくような直観を捉え、要約している。倫理的問題が恩恵と自律との対立を典型的に示していると医師が知ったからといって倫理的問題を〈解決する〉ことには役立たないかもしれないが、問題について医師が自分の考えを明確にすることにはしばしば役立つ、特にかなり幅のあるばらばらな直観が順序づけられ、焦点が定まることになる」（ELLIOTT 1999, 149-150）。

エリオットはさらにこうした単純化（理論化）がもつ「レトリックとしての力（rhetorical power）」もあげている。たとえ理論が厳密な応用を許すようなものでなくとも、「理性的な説得の道具」として「道徳的議論の強力な燃料」となりうる。理論に理論以上のことを期待すれば、間違いが生じるが、しかし、一貫した理論（レトリック）が旧来の矛盾を暴き、真の変化をもたらすことがある。その点を軽く見積もってはならない。ビーチャムとチルドレスのあげた原則は、そうしたレトリックとしての力をもちうるものであった。

米国の生命倫理は、医学における意思決定の重点移動によって非専門家が語る場と言葉を獲得することによって成立した。従来、非専門家は科学的な医学研究の専門家にとっては単なる異邦人でしかなかった。しかし、科学研究が成り立つのは異邦と思われてきた社会のただ中においてしかない。そのことの自覚が、専門家の能力と判断とに従って問題解決を図るという「ヒポクラテス的伝統」の否定に結びついた。医学は外的批判の対象ではなく、内的規制の対象となる。それが医学研究という高度に専門的な問題に対して、非専門家が発言する理由となる。その点を明らかにし、問題について語るべき言葉を与えたことに、『ベルモント・レポート』とそれに続く原則主義の意義がある。だが、このことは同時に、生命倫理が自らの社会の枠組みを解明するという困難な課題を背負うことも意味する。原則主義が提示できたのは、かつてフォックスとスウェイジーが批判したように米国の「文化的伝統の貧しく、歪められた表現」(FOX & SWAZEY 1984, 358) にすぎない可能性は大きい。どのような社会像をとるかで、生命倫理の実際の議論は大きな幅を見せることになる。その点は、一九九〇年代以降現れてくる原則主義に対するさまざまな批判と「新しい方途の模索」(DOUCET 1996, Chapitre 4; cf., DUBOSE et al. 1994: Part 3) にはっきりと示されている。だが、これは当然の事態というべきである。原則主義という生命倫理の成立は、議論がなされるべき場を開いたことを意味するにすぎないからである。原則主義によって生命倫理はようやく、その場の正当性も含め、実質的な議論を始められる地点に立ったのである。ビーチャーの論文から『ベルモント・レポート』まで辿ることで示しえたのも、そのささやかな点に他ならない。

註

（1）引用は巻末の文献表によって本文中に示す。

（2）たとえば、ENGELHARDT 1980 に対する FOX & SWAZEY 1984 の批判。Cf., GOROVITZ 1986、森岡 1987. その他、PELLEGRINO（1979; PELLEGRINO & THOMASMA 1988, 184ff.）や SIEGLER（1982, 1992; CHILDRESS & SIEGLER 1984）を見よ。

（3）北米のフランス語圏から米国のバイオエシックスに批判的概観をあたえようとした DOUCET 1996, 101-156 は、「異なる方途の模索」として、徳倫理学と共同体主義、フェミニスト倫理学、決疑論（casuistry）と臨床倫理学、物語倫理学などの導入の試みをあげている。なお、この分類紹介は生命倫理の新しい動きをまとめた DUBOSE et al. 1994 の第三部の諸論文に対応している。

（4）ライクは『生命倫理百科事典』の改訂版序文（REICH 1995, xxi）で、生命倫理の定義を次のように書き直している。「生命倫理（bioethics）はギリシア語の bios（生命）と ethike（倫理学）に由来する合成語である。これは、〈学際的な場面でさまざまな倫理学的方法論を使用しながら、生命科学と医療（health care）に関する—道徳的な見方、意思決定、行動および政策を含む—道徳的問題を扱う体系的研究〉として定義できる」。この定義における「さまざまな倫理学的方法論（a variety of ethical methodologies）」という言い方には、ドゥセのいう「異なる方途の模索」が反映している。

（5）以下、三重の契約については VEATCH 1981, 第二部（四章、五章）による。

（6）契約の歴史についてのヴィーチ（VEATCH 1981, 128ff.）を要約しておく。ヴィーチによれば、西欧において治療者のギルドが出現するのは一一～一二世紀である。それ以前には、今日いわれるような専門職集団は組織されておらず、誰でも治療者を名乗り、好きなように治療を行えた。そこにあるのは、治療費を払うという個人的な合意、基本的な社会の枠組み内で取り結ばれた一種の契約関係にすぎない。だが中世になって、医療専門職と一般人との関係を法によって規制し、構造化することが始まった。出発点は外科医、薬剤師、内科医が団体を組織し（この内、内科医の団体だけが学生と教師（ドクター）の組合の形をとり、やがて大学へと発展し、専門職集団への加入の責任は大学と医学部が肩代わりする）、技術水準とエチケットの基準を決めたことにある。だが当初のギルドは私的団体にすぎず、医業を独占していたわけでも、法的特権や責任が一般的に認められていたわけでもなかった。それが、中世末期までには、職業独占を認めた方が大衆に都合がよいこともあって、独占権が認められていく。ここに、第二の基本的契約が成立する。一一四〇年のノルマン王ロジャー二世の立法によって医師の免許制が公布されて以降、ヨーロッパ各国では、しだいに医師の特権と義務が合意あるいは契約によって定められていく。完全な職業の独占が実現するのは一九世紀であるが、そのルーツははるかに古い。

またヴィーチはこうした歴史的概観とともに、そこで生まれた義務規定（第二のレヴェルの社会契約）は専門職内部のみで定められたものとは「根本的に異なっている」ことを強調している。たとえば、一二四〇年代のフレデリック二世の立法では、各人の福祉を十分に考慮に入れるという道徳的観点が基本的な規範となっており、その観点に立って専門職としての内科医の役割が規定されたという。

（7） VEATCH 1981, 7 は Edmund Pellegrino, Richard Magraw, Howard Brody のような医師や、William May, Richard Epstein などの非専門家の名をあげている。

（8） ヴィーチが語るのは、倫理規範の性格に関して創出の立場と発見の立場という根本的に異なるように「見える」対立である。

（9） 次節でもふれるように、ビーチャーは最初この五〇の実例をすべて列挙した論文を用意していた。

（10） 公表された論文では出典は明示されていないものの、現在では、その典拠のすべては、ROTHMAN 1991, 263-26, Appendix A, Citations to Henry Beecher's 1966 Article によって知ることができる。

（11） 一九六五年6月7日、FDAの医学責任者

Joseph Sadusk 宛（ROTHMAN 1991, 274, n.12)。

（12） 第Ⅱ部第一章で触れるスクリブナーの開発した人工透析器や、臓器移植の歴史はその最もわかりやすい例である。

（13） この会議については、JONSEN 1988, 17-18 を参照。なお、ジョンセンは、六〇年代を「医学会議の一〇年」と呼び、そこに、医学の進歩に対する学際的関心の発現を認め、バイオエシックス誕生の先駆形態の一つを求めている（*ibid.*, 13-19)。

（14） ROTHMAN 1991, 17, 86ff.『ニューイングランド医学雑誌』における直接の反響は、その一〇月六日号の「編集者宛の通信欄」に見ることができる（CORRESPONDANCE 1966)。その中には、論文に同意の取り方を明示すべきことと、医学教育で問題を恒常的に取り上げる必要性を補足説明したカッツの書簡もある。また、ビーチャーも誤解に答えるために書簡を寄せ、すべての人体実験を否定したわけでないことと、治療的実験と研究的実験の区別の重要性を確認している。

（15） これら二つの「事件」については、フェイドン・ビーチャム、1994, 129ff. によって概要を知ることができる。また、BEAUCHAMP & CHILDRESS 1983, 317-318, 邦訳、518ff. は、ウィローブルック事件を事例として取り上げている。

（16） ニュルンベルク裁判、「ニュルンベルク綱領」、そして、「ヘルシンキ宣言」については、JONSEN 1988, 133ff.; JONSEN *et als* 1998, 11ff.; ANNAS & GRODIN 1992; 市野川 1993; アンブロセリ 1993, 第3部を参照。

（17） 「ニュルンベルク綱領」の第一項全文はつぎの通りである（市野川容孝訳：市野川 1993。以下、本文中の引用も同訳による)。

「一　被験者が人間である場合、その自発的同意は絶対に不可欠である。

これは以下のことを意味する。すなわち、当該の被験者は法律的に見て、同意する能力を有していなければならないということ。また、被験者は、暴力、詐欺、嘘言、脅迫、策略、もしくはその他の目に見えない圧迫や強制、これら一切を受けることなく、自由な選択能力を行使できるような状況に置かれなければならないということ。さらに、被験者は理解ならびに情報を得た上での決定をなしうるように、当該の実験に関する個々の点について十分な知識と理解を有していなければならないということ。そのためには、被験者が明確な意思決定を行なう前に、被験者に対して、当該の実験の性格、所要期間、その目的、また当該の実験がなされる方法と手段、さらに十分に予想されるあらゆる不利益と危害、そして実験に参与することによって生じうると思われる被験者の健康と人格への影響、これらのことが前もって知らされていなければならない。

実験を企画し、指揮し、それに参加するすべての個人が、同意の質を保証する義務と責任を課せられている。この義務と責任は他人に転嫁することはできず、そのような転嫁によって罪から逃れることはできない」

(18) 市野川 1993, 318-320、「新規治療法および人間に対する科学的実験に関する指導要綱」。その歴史的意義については、市野川の言及する GRODIN 1992, 121ff. が役立つ。

(19) このレオ・アレクザンダーの論文は独裁政権下のナチス・ドイツを医学が「〈有用なことは正しい〉というヘーゲル的前提」が支配した時代として描き出し、米国におけるナチス・ドイツの医学研究理解に大きな影響を与えることになる。その一端は障害新生児の安楽死問題との関連で第Ⅱ部で触れる。

(20) ビーチャーは IVY, A.C., 1948, History and Ethics of Use of Human Subjects in Medical Experiments, *Science* 108 (July 2), 1-5 をあげている。

(21) 規制に対する否定的立場は、「倫理学と臨床研究」と同じ年に書かれた論説 (BEECHER 1966b) でも強調されている。

(22) 「ヘルシンキ宣言」は大幅な修正を経て、一九七五年東京で開催された第二九回世界医師会総会で採択された。副題も「人体実験法に関する世界医師会倫理綱領」から「人を対象とした生物医学研究に携わる医師のための勧告」に変更された。修正された「宣言」では、インフォームド・コンセントを中心に基本原則が述べられ、研究実施にあたっては「独立した委員会」による事前の審査を求めている。この東京修正版がその後何度か部分的な修正を経て、基本的には現在まで受け継がれている。

(23) JONSEN 1988, 125 はヒポクラテスの「経験

は過ち多く、決断は困難である」(「箴言」、ヒポクラテス, 215) をあげ、ROTHMAN 1995, 2248 は「実験は人間の身体に対して行われなければならない。なぜなら、薬をライオンや馬で試しても人間に対する効果については何も明らかにしえないかもしれないからである」というアヴィケンナの言葉を引いている。また、BERNARD, 149-151; 邦訳 165-67 も歴史上のさまざまな生体解剖を例示している。

(24) 「現代医学は、その生誕期を一八世紀末の数年間、と自ら規定した」(フーコー, 5)。また、川喜多 1977、特にその上巻第一九章以下、参照。

(25) 「誓い」(ヒポクラテス, 249)。ただし、この「誓い」について、大橋はその訳者解説 (同 247) のなかで、ヒポクラテスないしヒポクラテス派に帰すことが文献学的に難しいことを指摘している。また、「流行病 一」では、「疾病に関しては二つのことを実施せよ。助けるか、少なくとも害を与えぬこと」(同 163) といわれている。

(26) ここに見られる恩恵 (患者の救済) と無加害との関係は微妙である。たとえば、第Ⅲ部で触れるように、BEAUCHAMP & CHILDRESS 1979 は両者をともに原則として立て、そこから道徳的義務を導き出そうとしているが、GERT *et al.* 1997, 71ff. は道徳的な義務と理想との混同があるとして激しく批判している。ただ、ヒポクラテスの「誓い」の主旨を「無加害優先」あるいは「害を与えることなかれ」として述べるときには、無加害原則が恩恵原則的な意味を含めて理解されることが多いように思われる (パターナリズム)。

(27) ただし、ベルナールはヒポクラテス流の自然治癒力に基づく医療観を徹底的に批判し、自己の科学的生理学の立場を対立させている。いうまでもなく、『実験医学序説』はヒポクラテス派あるいは経験主義の医師たちに対する批判の書でもあった。

(28) この「科学的思想に無理解な人たち」とは、『序説』で実験医学者・生理学者に対比していわれるヒポクラテス派の医師 (hippocratiste) や経験主義の医師 (médecin empirique) たちを指し、裂け目を意識させるのにより大きな役割を果たした。

(29) ボーモント自身の実験の報告は BEAUMONT 1959、その医学的意味については川喜多 1977, 下 678-80、また実験の問題点については ROTHMAN

1991, 21-22; JONSEN 1993, 127-128を参照。

（30） Vikenty Veressayev, *Memoirs of a Physician*, 1916（英訳版。原本は、一九〇一年）というロシア人の医師による著作が、それである。Cf., JONSEN 1993, 128.

（31） 志願者には百ドル、黄熱病発病の場合はさらに百ドル（死亡の場合は遺族に）に支払われる契約であった。二五名が発病したが、死亡者はゼロであった。この実験については、JONSEN 1993, 130-31も参照。

（32） 野口は、梅毒（lues）の原因物質から抽出した「ルエーチン（luetin）」と称する物質を使って、一九〇七年に発見されていたツベルクリン反応と同じように、梅毒の診断できると考えた。まず自分たち研究者で安全性確認の実験をした後、ニューヨークの一五名の医師の協力のもと、四百名をこえる被験者を使う大規模な実験を行った。被験者の多くは精神病院や孤児院の入所者、あるいは公立病院の入院患者であり、実験については知らされていなかった。これが当時の反生体解剖運動の批判の的となり、マスコミでも取り上げられ、野口の懲罰が問題になるにいたる。これは、第二次大戦前において、倫理性が問題にされたきわめて例外的な実験であった。この問題を反生体解剖運動の展開との関係で論じたLEDERER 1985参照。

（33） ちなみに、赤痢に対しては、ワクチンは現在に至るまで開発されていない。

（34） これは、ＣＭＲの活動を戦後に要約した二巻本に出てくる言葉だという。Cf., ROTHMAN 1991, 36.

（35） ナチスの人体実験の総括者カール・ブラントは、生体実験の被験者となることを申し出て、絞首刑を逃れようと試みたが、申し出を拒否される。そのブラントは、死刑執行直前に最後の言葉を許され、次のように叫び、語ることを止めなかったという。

「アメリカ軍事法廷が裁判と称しているこの裁きは、政治的的復讐行為の明白な表明に他ならない。……ありとあらゆる、想像を絶する人体実験を現に推進している国家が、せいぜいその真似事をやったにすぎない人々を糾弾し裁くとはどういうことなのか。……ここには法は存在しなかった。力の支配があっただけである。力は犠牲者を要求する。そして、私もそのひとりなのだ。私が断頭台に立ちながら、それを恥と思わないのは、そのためである。私はいま、現在も良心に恥じることなく、心から祖国に忠節である。……」（中川　1993, 142 による。Cf. MISCHERLICH 1992, 106）

（36） この節に関しても、主に ROTHMAN 1991, ch.5, New Rules for the Laboratory, pp.85 ff. に拠っているが、フェイドン・ビーチャム 1994, 第6章「ヒトを対象にした研究に対する連邦政策の発展」154ff. も詳しい。ただし、ロスマンとフェイドン・ビーチャムとではＮＩＨとＦＤＡの対応に対する評価はかなり対立している。ロスマンのＮＩＨとＦＤＡの対比の仕方は、本文中で触れるように、過度の図式化を含んでいるように思われる。

（37） LANGER 1964, 551. この記事の中で、医師自らがガン細胞投与の被験者となるべきではなかったのかという質問に答えて、サウタムは、それは「私には誤ったヒロイズムであるように思えた……私は自分が必要不可欠な人間だと考えているわけでもないし……実験が危険だとは考えてもいなかった。だが、事実を率直にいえば、熟達したガン研究者の数はかなり少ないし、ごくわずかのリスクでも引き受けるのはばかげたことに思われた」と述べ、投与したのがガン細胞であったと告げる必要性についても否定している。

（38） 米国で規制が実施された一九六六年以降、米国以外でも人体実験についての綱領がつぎつぎと作られて行くが、強制力をもった規制が実施されたのは米国だけであった（Cf. MCNEIL 1998, 372-374）。米国だけで規制が実現された理由を、ロスマンは、ＮＩＨが研究費の配分権を握ることによって研究者のほとんどすべてを統括し、そのＮＩＨを連邦議会が掌握するという米国の一元化された医学研究体制の特徴に求めている（ROTHMAN 1995, 2254）。そうした体制の存在しないところでは、強制力をもった規制もまた存在しないということである。

（39） この六二年の法修正とサリドマイド事件の経過については、JONSEN 1993, 140-142 参照。

（40） ROTHMAN 1991, 93 はＦＤＡの対応をビーチャー論文の直接的影響として語るが、フェイドン・ビーチャム 1994, 158 はその直接的影響については懐疑的である。

(41) 生命倫理の先駆となる神学者たちの仕事については、JONSEN 1993第2章（The Theologians: Rediscovering the Tradition, 34-64）が詳しい。

(42) このRAMSEY 1970第一章の前半については、森岡正博による部分訳（ラムジー 1988）があり、該当部分はそれに従った。

(43) JONSEN 1993, 51は、医療倫理は功利主義的ではなく、義務論的性格をもつという主張が、後の生命倫理の議論に大きな影響を与えたことを認めている。

(44) JONSEN 1993, 142によれば、すでに一九六〇年代前半までに、インフォームド・コンセント、強制の排除、社会的利益、研究者の適格性など、人体実験をめぐる主要なテーマはすでに出そろっていたが、子どもと無能力者の問題は触れられていなかった。

(45) これには『ランセット』の編集者宛通信(Letters to the editor）欄のFISHER 1953; HOLT 1953; BICKEL & GERRARD 1953; LEYS 1953の四つが関係している。Cf. RAMSEY 1970, 26-29.

(46) ラムジーは囚人をドナーとする移植を行ったコロラド大学のトーマス・スターズルをめぐる議論をあげている（RAMSEY 1970, 43-44）。スターズルは臓器提供を自由意思に基づくと考えていたが、同僚の忠告で移植を続けるのをあきらめた。Cf. ROTHMAN 1991, 153.

(47) クルーグマン自身の論文KRUGMAN 1970と、それに対する『ランセット』に載った批判や『人格としての患者』の関連部分の抜粋は、以下の論文集で知ることができる。GOROVITZ *et al.* 1983, 603-616.

(48) これは、研究の第一報WARD 1958, 413からの引用である。ラムジーはそのWARD 1958とKRUGMAN 1959によって、この事件を検討している。

(49) この対立については、第Ⅲ部第四章の三でも触れる。

(50) たとえば、KATZ 1993, 32は、インフォームド・コンセント原理が被験者保護の点で有望であり、それを中心とする法的規制（regulation）の必要性を感じていたことを述べている。また、KATZ 1992, 235ff. における「ニュルンベルク綱領」の評価も参照。

(51) 以下の第一、第二節では、旧稿（香川 1995a）の一部を利用した。

(52) すでに人体実験に関する議論について見たように、ラムジーは医師と被験者・患者の関係を忠誠の関係として捉えようとしていた。

(53) American Hospital Association, Statement on a Patient's Bill of Rights, *Hospitals*, vol.4, no.4 (February 16, 1973). この本文はさまざまなアンソロジーに収録されている。たとえば、BEAUCHAMP & WALTERS 1978, 1460-141、邦訳、砂原 1983 など。また、この章典成立の過程については、ROTHMAN 1991, 141-146 が論じている。

(54) もちろん、こうした消費者モデルによる水平対等関係が現に米国の医療において実現されたということではない。

(55) JONSEN 1993. なお、HASTINGS CENTER REPORT 1993 は、ジョンセンの他、この会議に出席した一二名の発言をおさめている。JONSEN 1993 については、大林 1999, 129ff. に紹介がある。

(56) Cf., JONSEN 1988, 213. また、当時の批判の例については、RAMSEY 1970, 248 も見よ。スクリブナー自身（LETTERS & COMMENTS 1964, 357）、選択の問題など存在しない、委員会など宣伝のためだといった反応が主なものだったとしている。

(57) 同じ論点は、FLETCHER 1954, ch.6, Euthanasia, Our Right to Die における vitalism 批判にもすでに現れている。

(58) ラムジーは、その中で、ALEXANDER 1962 に基づいて、シアトルの委員会での議論を再構成している（245-247）。

(59) なお、いわゆる資源配分論については坂井（1992、1995）がラムジー、チルドレスを含め、さまざまな議論を整理しており、有益である。坂井によれば、ラムジー、チルドレスの平等主義は治療効果の評価という第一段階をおくことで原理的に一貫しておらず、結局は経済効率的な観点からの選抜を認めており、功利主義的観点に連続する。

(60) 初期の腎移植および一卵性双生児間の移植実験については、MURRAY *et al.* 1958 による。また、JONSEN 1998, 197ff. も参照。

(61) この点については、ELKINTON 1964 に対するコメントの一つ（LETTERS & COMMENTS 1964, 361）は、近親者間の移植での1年生存者はこの会議以降増えており、論説の統計の紹介は「やや歪んでいる」と述べているが、それでもそのコメントも長期生存率が「きわめて限定されている」ことは認めている。

(62) ELKINTON 1964 があげるのは、Fletcher, J., The patients' right to die, *Harper's Magazine*, Jan 20, 1960, 139.

(63) バーナードの経歴や第一例目の移植をめぐる状況については、PENCE 1995, 253ff. が詳しい。なお、第一例目についてのバーナード自身の報告は、バーナード 1967。その星野の解説によれば、「移植された心臓は、心臓死をしたドナーからだった」。星野訳によるバーナードの論文を引いておく。「ドナーの死が、どのような治療をしても、切迫してしまっていることが明らかになるや否や」、レシピエントに移植の準備が開始された。「レシピエントの心臓は、正中胸骨切開術によって露出され、心嚢を開き、……注意深く検査した結果、心臓移植以外には患者のためになる治療法がないことを確かめられた」。そして、「ドナーの心電図が五分間全く活動を示さず、自発呼吸も全くなく、反射も消失して、ドナーの死亡が証明されるや否や」準備を整え、心臓が剔出されることになった。SPENCE 1995, 264によれば、バーナードと同じく外科医で、手術に立ち会った弟マリウスが鼓動の停止前の摘出を主張したが、バーナードはその意見を斥けた。

(64) この規則については、TRUOG 1997 の議論に見られるように、一九九〇年代以降脳死概念批判の中で、批判の対象として言及されるようになってきている。脳死をめぐる米国における現在の議論については、YOUNGNER *et al.* 1999 および HASTINGS CENTER REPORT 1999 の諸論文が有益である。ちなみに、TRUOG 1997 は脳死を人の死とする議論が維持しがたいことを指摘し、「〈ドナー＝死者〉規則」の放棄によって臓器移植を行うほうが論理的に一貫することを主張している。この主張は、その論拠の多くも含め、シンガー 1998（原本は1994）, 第一部の議論と完全に重なっている。

(65) 批判については、BEAUCHAMP &

CHILDRESS 1983, 325-326、邦訳 528ff.。そこでは、一九八〇年に心臓移植を許可しない評決を下したマサチューセッツ総合病院の例があげられている。

(66) ただしこの時期に関しても、この定着が臓器移植の全面的な成功を意味すると考えるのは単純に過ぎる。その点では特にシクロスポリンおよびその後の FK506 の分析から始まるフォックス・スウェイジー 1999 を参照することが不可欠である。

(67) この点は、ロスマンの分析を使いながら、シンガー 1998, 第二章「どのようにして死が再定義されたか」も明らかにしている。シンガーによれば、臓器確保のために死の定義の変更が行われたことを素直に認めるべきである。

(68) ジョンズ・ホプキンス・ケースについては、最も早い時期に問題を分析した GUSTAFSON 1973, 529-530 による（そこでは mongolism という言葉が用いられているが、Down's syndrome と読みかえる）。これは本文でふれる一九七一年のケネディ財団のシンポジウムでの報告をまとめた論文である。

(69) ケネディ大統領の妹のユーニス・シュライヴァーは一九六〇年代初めから、精神遅滞者のための教育活動を積極的に行っていたし、後で触れるように、ジョージタウン大学のケネディ研究所設立にも直接関係していた。また、JONSEN 1988, 245 は妹ローズマリーが精神遅滞であったことをあげている。

(70) ZACHARY 1968 をきっかけとして、『ランセット』の通信欄では年末まで ZACHARY を含め応酬が続いた。その主なものは、GOROVITZ *et al.* 1983, 403ff. で知ることが出来る。

(71) ここでの問題については、その後のダフとキャンベルの論文をはじめ、関連する日米英の論文や日本の事例について分析した土屋 1995 参照。

(72) この「極端なヘーゲル主義」云々は、いうまでもなく、第I部にあげた ALEXANDER 1949 が典拠である。

(73) これは、翌年に刊行された *Bioethics, Bridge to the Future*（Prentice-Hall, Inc., Englewood Cliffs, 1971）の第一章にあたる。なお、ポッターはライクのインタビューに答えて、バイオエシックスという言葉はある日突然思い浮かんだ、「それはまさに〈我発見せり（Eureka）〉といった気分だった」と回想している（REICH 1994, 320）。なお、バイオエシックスと生命倫理、生命倫理学という言葉に関しては、土屋 1998 参照。

(74) DOUCET 1996, 36 は六〇年代末から七〇年代初頭にかけて生態学的思想の台頭を認め、ポッターと同じ指向は、たとえばヨナスにもあることを指摘している。実際、ヨナスは先に見た「人間の被験者を使った実験についての哲学的考察」の中でも、医療の改良主義的性格に触れつつ、次のように語っていた。

「現在の状態が耐えられないようなものでない限りは、改良主義的な目標は或る意味で根拠薄弱である。しかもそれは、単に現在という有利な地点からみて根拠薄弱だというだけではない。われわれの子孫は、荒されていない惑星を残してもらえる権利をもっている。だが、彼らは、新しい奇跡的な治療法を受ける権利はもっていない。もしわれわれが自分たちの行ないによって彼らの相続財産を破壊してしまうとすれば――われわれは今、そういうことを全力でやっているのだが――われわれは子孫たちに対して罪を犯すことになる。しかし、彼らが現れるときまでに関節炎がまだ征服されていなくても、(まったくの怠慢によるのでなければ、) われわれは彼らに対して罪を犯したことにならないのである」(JONAS 1974, 117; 谷田訳 110)

(75) 米国連邦最高裁が中絶を禁止するテキサス州法を違憲とし、女性のプライヴァシー権を理由に一定期間の中絶の自由を認めた判決だが、その内容及びその後の動きについては香川 1995b, 68-69 参照。

(76) ヘイスティングス・センターについては、JONSEN 1998, 20ff., 292ff.、また、この時期の事情については、REICH 1994, 323ff. 参照。

(77) モンデール法案と公聴会とそれへの反響については、JONSEN 1998, 90-94; ROTHMAN 1991, ch. 9, esp. pp.171-173 および PENCE 1995, 270-271 による。

(78) バーナードとシャムウェイの心臓移植に対する態度の違いについては、専門の心臓外科医から見た証言がある。参照、坂東 1999, 31-32.

(79) ただし、これは直接的にはモンデール自身も参加したケネディ財団のシンポジウム、ジョンズ・ホプキンス・ケースが扱われたシンポジウム「人権、精神遅滞そして研究」の時の経験についての回想である。

(80) ROTHMAN 1991, 90-91は、NIHが一九六六年に示した「新しい規則は研究者の一部がおそれたような干渉的な（intrusive）ものでも、法的規制の主張者の一部が望んだような被験者保護的な（protective）ものでもなかった」ために、大きな抵抗もなく受け入れたのだとしている。機関内審査委員会の制度も内部者（insiders）の立場に立って研究者の研究を承認する役割を果たすもので、必ずしも外部の者（outsiders）の参加を求めるものではなかった。実際、米国においても、六〇年代の大部分の研究機関では、審査委員会のメンバーは同僚の研究者に限定されており、例外的に法律家と聖職者が参加するにとどまっていた。

(81) 以下は、JONSEN 1998, chap.4, esp.94-95による。

(82) VEATCH 1987, ch.1, The Patient as Partner. この論文は七三年の証言と、それを発展させた八二年の論文に基づいている。

(83) タスキギー事件については、PENCE 1995, 第9章が詳しい。概要はフェイドン・ビーチャム1994, 132-134でも知ることができる。

(84) 一九七三年三月八日の公聴会での証言（ROTHMAN 1991, 187による）。なお、議会は一九七四年に生存者と遺族に対して総額一〇〇〇万ドルの賠償金を支払うが、政府の公式の謝罪は一九九七年のクリントン大統領になってはじめて表明された。また、委員会が勧告した連邦レベルの審査委員会「国家人体研究委員会（National Human Investigation Board）」の設立を求める法案をケネディが上程するが、通過することはなかった。それは議会が研究に内在する価値的対立を表沙汰にしたくなかったからだとカッツは批判している（KATZ 1993, 38）。

(85) *Report and Recommendations, Research on the Fetus*, U.S. Government Printing Office, 1975. Cf., JONSEN *et al.* 1998, 29ff.

(86) 胎児研究に続く、主題別の報告は次の八つである。「囚人を対象とする研究」（一九七六）、「子どもを対象とする研究」（一九七七）、「精神外科」（一九七七）、「研究情報の開示」（一九七七）、「精神薄弱者のような施設入所者を対象とする研究」（一九七八)、「機関内審査委員会」(一九七八)、「医療サーヴィスの配分」(一九七八)、「特別研究」(一九七八)。このうち、JONSEN *et al.* 1998 には、「子どもを対象とする研究」と「機関内審査委員会」の抜粋がおさめられている。

(87) 法に結びつかなかったのは、施設入所者に対する厳しい法的保護を勧告した「精神薄弱者のような施設入所者を対象とする研究」と、現代版のロボトミー手術に警告を発した「精神外科」であった。Cf. JONSEN 1998, 104-105.

(88) 同席した哲学者たちの反応については、SILBER 1968 参照。

(89) 米国道徳哲学の歴史的展開について、トゥールミンもジョンセンと同じ解釈をしている。TOULMIN 1982, 748-749 はメタ倫理学の支配の後、六〇年代後半に、医療問題に関して哲学者に実践的解答が求められるようになり、具体的事例そのものの分析が始まったという図式を提示した。そのことによって、哲学的倫理学は再びアリストテレス的な実践知を問題にせざるを得なくなり、その生命が救われたとする。

(90) JONSEN 1998, 76 は、HARE, Richard M., Medical ethics, can the moral philosopher help? in SPICKER, Stuart & ENGELHARDT, H. Tristram, Jr. (ed.) *Philosophical Medical Ethics, Its Nature and Significance*, Reidel, 1977 の言葉を引いている。

(91) ジョンセンとトゥールミンはこの経験から、具体的ケースから出発する casuistry の方法の有効性を確信した (Cf. JONSEN & TOULMIN 1988, vii)。

(92) ジョンセン、トゥールミンの立場とアリストテレスについては、アリストテレスとの関係を軸に生命倫理における決疑論と共同体主義の統合を試みている KUCZEWSKI 1997, ch.1 & 3 参照。

(93) この間の事情は、国家委員会の委員を務めた JONSEN 1998, 102-104 が詳しい。『ベルモント・レポート』本文は、JONSEN *et al.* 1988, 22-28 や REICH 1995, Appendix, 2767-2773 などに収められているが、ここでは、前者によった。

(94) CLOUSER & GERT 1990 が生命倫理の主流を批判して用いた否定的意味合いの言葉。批判された CHILDRESS 1994: 1998 自身は自己の立場を「原則志向の生命倫理（principles-oriented bioethics)」、「原則に基づくアプローチ（a principle-based approach)」と呼んでいる。

(95) 十分な情報としては、研究手続き、その目的、危険性と予想される利益、（治療が問題の場合には）代替手段、質問や参加取り止めがいつでも可能なことの明示、さらには、被験者の選抜方法、研究責任者についての情報があげられる。すでにさまざまな判例で議論になってきた説明の範囲に関しては、「理性的な志願者の基準（a standard of the reasonable volunteer)」が採用される。『レポート』は、すべての情報をあらかじめ提供できない場合もあることも認める。その場合、情報を提供しないことが研究に不可欠であり、予想される危険性がきわめて低いことが条件となるし、実験後に結果を知らせる用意がなければならないとする。しかし危険性に関する情報を提示しないことは、いかなる場合も認められない。情報は被験者があくまでも非治療的実験であることを認識して、参加を決定するのに必要なものでなければならない。

情報の理解ということでは、被験者の能力にあわせて系統だった説明をし、被験者に十分に考える時間を保証する必要が強調されている。その点では、口頭や文書で確認することも有用である。実際には、理解を期待するのが難しい場合も多い。その場合には、被験者の状況をよく理解し、その立場に立って判断できる第三者の代理を『レポート』は求める。ただし、理解能力が劣る場合であっても、選択できる機会は可能な限り提供するよう努力しなければならないことも指摘されている。

任意性について『レポート』は、いっさいの強制や影響力を排除して、任意性を確保することが現実にはかなり難しいことを認める。その点では特に研究者のもつ権威性や、近親者の影響力に注意を払う必要がある。『レポート』によれば、こうした諸条件を満足して、はじめてインフォームド・コンセントは有効となりうる。

(96) ただし、次章でも触れるように、BEAUCHAMP & CHILDRESS 1979 は「無加害原則」と「恩恵原則」を区別する立場に移行している。また、恩恵を無加害と同様の原則として立てることについては、恩恵が義務を構成しうるのかという点をめぐって、強い批判がガートやカルヴァーから提示されている。そこに彼らの「原則主義」批判の論点の一つがある（Cf. GERT *et al.* 1977, 82ff.）。要点を言えば、ヨナス（JONAS 1979, 119, 邦訳 112）が述べていたように、道徳法則にできるのは「されたくないことはするな」という否定的命令だけであって、「してほしいことをせよ」と他人に命令することではない。

(97)『レポート』は「危険度と受益度の評価」について次のように述べている。この評価では、関連する医学的データと他の手段との比較が検討の出発点となる。そして、実際には難しいとはいえ、可能な限り「体系的な評価」を試みるべきである。少なくとも、実験者は審査員が判断できるようにその評価の基準を明示しなければならない。危険度に関しては、精神的、肉体的危害が重視されやすい。だが、さらに法的、社会的、経済的な危害もあることを忘れてはならない。また、危険度・受益度については、被験者、家族、社会が問題となるが、被験者の場合の評価が最も重みをもつことは言うまでもない。ただし被験者の権利が十分保護されている場合は、家族や社会の危険度・受益度評価が優先することもありうる。恩恵原則は被験者に対する保護とともに、研究によって得られる可能性のある実質的な利益にも関心をもつことを要求すると『レポート』は言う。

(98) GERT *et al.* 1997, 73 は、一九四七年の「ニュルンベルク綱領」、一九六四年（一九七五年改訂）の「ヘルシンキ宣言」、一九七一年の米国健康教育福祉省の「ガイドライン」をあげている。

(99) ビーチャムとチルドレスは、倫理学理論がもつべき条件として、(1) 理論の明快さ、(2) 内部的な一貫性、(3) 理論の完全性・包括性、すなわち、必要な原理・規則が網羅されていること、(4) 理論の単純性、(5) 道徳的問題全般を扱うことのできる包括性をあげている。*Ibid.*, 12-13.

(100) JONSEN & TOULMIN 1988, Chapter 13, Achievement of Casuistry, 250ff. は(1) 範型と類比、(2) 格率、(3) 状況、(4) 蓋然性、(5) 累積的議論、(6) 決断に分けて、決疑論の手続きを説明している。谷田 1995, 252 以下、参照。

(101) "anthology syndrome" については、CLOUSER & GERT 1990, 231 および GERT *et al.*

1997, 75参照。

(102) ただし、マコーミックについては功利主義というにはかなり無理があることも認めている。なお、二人の対立は*ibid.*, 6-7で紹介されているが、第三版『生命医学倫理』(六〜七頁)ではマコーミックの議論だけが扱われている。

(103) 区別の説明は区別を認めないフランケナ説を手がかりにして行われている。FRANKENA (1973)(邦訳81以下)は恩恵原則が四つの契機を含むとした。優先順にいえば、つぎの四つである。(一)悪や危害(悪いこと)を課してはならない。(二)悪や危害を避けねばならない。(三)害を遠ざけなければならない。(四)善を成し、善を増進しなければならない。フランケナによれば、もし四つの契機が対立した場合は、善を最大に悪を最小にという功利原則に訴えれば、対立は解消できる。これに対して、ビーチャムとチルドレスはフランケナがあげた四つの契機のうち、第一の契機が無加害原則を構成し、残りの三つの契機が恩恵原則を構成する、と語り、二つの原則を区別する。

(104) たとえば、ロスがあげた十戒のさまざまな禁止(汝殺すなかれ、汝姦淫するなかれ、汝偽証するなかれ)、ガートの「殺すな」「不具にするな」「自由や機会を奪うな」「楽しみを奪うな」等々があげられている。

(105) このアプローチについては、医学の専門家たちが社会的問題に関してももっぱらケース・バイ・ケースとしてしか対応しようとしないことを経験的に語っているROTHMAN 1991, 6ff. の指摘が興味深い。

(106) これは現在第五版(2006)が出ており、邦訳(2006)もある。

(107) JONSEN *et al.* 1982(邦訳、2頁).『臨床倫理学』では、「(一)医学的適応、(二)患者の意向、(三)QOL、(四)社会、経済、法律、行政など患者をめぐる周囲の状況」の四つの項目が臨床例を分析する際に考慮すべき倫理的な要素だとされ、各項目ごとに幾つかの事例が考察されている。その際、医学的適応では恩恵と無加害の原則が、患者の意向では自律原則が、周囲の状況では正義原則が考察を導いている。第三の項目QOLに直接対応する原則は『生命医学倫理学の諸原則』にはないが、QOLの向上を医療の基本目標と述べることから始められる考察（同上、邦訳91頁以下）は、原則主義的アプローチに従っている。

あとがき

日本でも生命倫理が論じられるようになって、もう二〇年ほどになるだろうか。かなりの時間が経ったこともあって、単なる受容の段階はもはや終わったという声も聞こえてくる。実際、地についた注目すべき議論や洞察もしだいに現れてきているように思う。もし生命倫理に将来があるとすれば、それはわれわれの生命倫理と呼べるものを生み出そうとする努力のうち以外にはありえないであろう。

しかし、そうした努力がたとえば倫理学のうちに生命倫理といった専門を作ることであってはならないとも思う。そうした専門化は精緻な議論を生み出すことはできるかもしれないが、肝心なところで問題をずらしてしまうことになるのではないか。

生命倫理という日本語は曖昧なくせに偉そうで、単なるかけ声にすぎなくなる危険性がある。実際、空疎で便利なクリッシェとして使われてもいる。生命倫理が問われているとはよくいわれるが、何が問われているのかは明らかではないことが多い。しかしだからといって、生命倫理学と学をつけて学問化してやれば済むとも思われない。それはそれで、別な意味で空疎となる大きな危険性があるのではないか。玄人をうならせることは、生命倫理では求められていない。たまたま医学部に所属している身からすれば、精密な分析よりも大時代的なお題目を大声で唱えた方がマシなのではないかと思えることも少なくない。たとえばインフォームド・コンセントをいいだせば医療に元気がなくなると受け止められるような現状の中で、その概念のフィクション性を指摘しようとするのであれば、その指摘が医療の現状に対してもちうる意味についても少しは考えておくべきであろう。

一〇年ほど前、生命倫理の教科書らしい教科書を作ろうと企画し、友人たちと一緒に仕事をしたことがある。その時、これもたまたま、生命倫理の成立の事情を解説することになった。その記述の一部は本書第Ⅰ部第二章にとり入れたのだが、そこではもっぱら社会的意識の変化によって生命倫理の成立を説明することで満足していた。しかし、その説明は間違いだとはいえないにしても、単純にすぎる理解であったと思う（そのテキストは本年第三版に改定し、担当部分については少しく手を入れたので、参考にしていただければ幸いである）。単線的な外からの影響で変化しうるほど、医療の世界はヤワではない。にもかかわらず、生命倫理は曲がりなりにも成立した。それはなぜなのか。

米国の場合、成立からほぼ三〇年になる頃から、成立の背景を主題にした著作がいくつか現れるようになった。本書でもたびたび引用したロスマンやジョンセンなどの著作である。特にロスマンの著作は医学部に所属することになった歴史学者のカルチャー・ショックが執筆の原動力になっているのが読み取れて、共感できるところも多かった。ともかく、そうした研究を導きに、成立の事情を再度探り始めた。生命倫理とはもともとどのような形で成立したのか、生命倫理とはそもそも何であったのか。生命倫理という議論を成立させるためには、その点をまず明らかにしなければならないのではないか。

当初の予想とは違い、再考の仕事は簡単には終わらなかった。社会が医学について語るというごく単純な事柄が成立するにはさまざまな要因が関係しており、細部を尽くすことは容易ではない。それでも何とかビーチャーの論文から国家委員会までの時期を自分なりにたどって見ることにした。そうして、本書は出来あがった。

いうまでもなく、どうにか本の形になるまでには、多くの方々からの有形無形の恩恵をこうむっている。幸いにして生命倫理に関して直接に教えを受けることのできた師友にも恵まれてきた。だが、もともと（そして現在も）デカルト哲学を中心とする近世初頭の哲学史研究を専攻してきたこともあって、何とかこれまで仕事を続けることが出来たのもデカルト研究の仲間に負うところがきわめて大きい。ただし自分の中でも、少なくとも今のところデカルト研究と生命倫理とは直接には結びついていない（あるいは、結びつけられていない）。感謝すべき人は多いが、ここではデカルト研究の東洋大学の村上勝三氏のお名前だけをあげさせていただきたい。村上氏のお勧めがなければ、そもそも本を書くようなこともなかったと思う。大きな宿題がそのままになっていて心苦しいのだが、日頃の学恩も含め、感謝させていただきたい。

それと、勁草書房の富岡勝氏。最初お願いしていた構想とはまったく違ったものを出していただくことになり（最初の構想には「迷路」という字が入っていたが、こちらのほうが迷路に入ってしまった）、ご迷惑ばかりおかけすることになった。富岡氏の助言がなければ、入りこんだ迷路から頭をあげて見ることさえ出来なかったと思う。脱出するまでには至らなかったものの、何とか経過報告にはたどりついた。心から感謝させていただきたい。

二〇〇〇年七月

香川知晶

香川知晶　死ぬ権利　カレン・クインラン事件と生命倫理の転回　四六判　三四六五円

T・シュランメ　はじめての生命倫理　四六判　二八三五円

檜垣立哉　ベルクソンの哲学　生成する実在の肯定　四六判　三三六〇円

清水哲郎　医療現場に臨む哲学Ⅱ　ことばに与る私たち　四六判　二三一〇円

斎藤慶典　思考の臨界　超越論的現象学の徹底　A5判　五七七五円

水野和久　現象学の変貌　秩序の他者　四六判　二七三〇円

土屋賢二　猫とロボットとモーツァルト　哲学論集　四六判　二三一〇円

奥野満里子　シジウィックと現代功利主義　A5判　五七七五円

菅野盾樹　恣意性の神話　記号論を新たに構想する　四六判　三三六〇円

信原幸弘　心の現代哲学　四六判　二八三五円

谷　徹　意識の自然　現象学の可能性を拓く　A5判　九九七五円

D・パーフィット　理由と人格　非人格性の倫理へ　森村進訳　九九七五円

＊表示価格は二〇〇七年八月現在。消費税は含まれております。

著者略歴
1951年　北海道北見市に生まれる
1981年　筑波大学大学院博士課程哲学・思想研究科単位取得退学
現　在　山梨大学医学部教授
主　著　『バイオエシックス入門（第三版）』（共編著、東信堂）
『現代デカルト論集』（全三巻）（共著共訳、勁草書房）
『死ぬ権利』（勁草書房）

生命倫理の成立　人体実験・臓器移植・治療停止

2000年9月5日　第1版第1刷発行
2007年8月20日　第1版第4刷発行

著者　香《か》川《がわ》知《ち》晶《あき》
発行者　井村寿人
発行所　株式会社　勁《けい》草《そう》書房
112-0005 東京都文京区水道2-1-1　振替 00150-2-175253
（編集）電話 03-3815-5277／FAX 03-3814-6968
（営業）電話 03-3814-6861／FAX 03-3814-6854
日本フィニッシュ・鈴木製本

ISBN978-4-326-15348-0　Printed in Japan

人名索引

ア　行

カ　行

サ 行

タ 行

ナ 行

ハ 行

ビーチャー(Beecher, Henry K.)　*vi*, 3-17, 20-26, 30, 35, 43-44, 45, 47, 49, 50, 55, 57, 65, 70, 73, 74, 83, 124-127, 163, 176, 223, 224, 227

ビーチャム(Beauchamp, Tom)　*vi*, 3, 90, 188-189, 192, 199, 201-213, 222, 227

ピウス12世(Pius XII)　6, 126, 127

フィッシャー(Fisher, R.E.W.)　67-68

フェイドン(Faden, Ruth R.)　89, 227

フォックス(Fox, Renee)　164, 219

フランケナ(Frankena, William K.)　210

フレッチャー(Fletcher, Joseph)　64, 80-82, 108-109, 118, 136, 146, 179

フロインド(Freund, Paul A.)　50

ブラント(Brandt, Karl)　18, 226

ブラント(Brandt, Richard B.)　206

ヘア(Hare, Richard M.)　182

ヘレガース(Hellegers, Andre E.)　78, 162-163, 168-169

ベルナール(Bernard, Claude)　26-37, 52, 74, 225

ホルト(Holt, K.S.)　67-68

ボーモント(Beaumont, William)　35-37, 52, 225

ポッター(Potter, Van Rensselaer)　161-163, 231, 232

マ　行

マコーミック(McCormick, Richard)　64, 73, 163, 211-212

マッキンタイア(MacIntyre, Alasdair)　188

マレー(Murray, Joseph)　116, 119, 124, 125

ミル(Mill, John S.)　212

メイ(May, William)　31, 163

メダウォー(Medawar, Peter)　115, 119

モンデール(Mondale, Walter F.)　131, 164-167, 168, 169, 171, 174, 176, 232

ヤ・ラ　行

ヨナス(Jonas, Hans)　37, 50-63, 73-7780, 82, 110, 185, 192, 204, 232

ライアン(Ryan, Kenneth J.)　176

ライク(Reich, Warren T.)　*i-iii,* 162-163, 221, 231

ラムジー(Ramsey, Paul)　14, 16, 48, 63-74, 78-82, 87, 110-110, 113, 122, 146, 163, 179, 192, 211-212, 228, 229

ラントス(Lantos, John D.)　94-97, 192

リード(Reed, Walter)　39

リヴィングストン(Livingston, Robert B.)　46

人名索引

ルイス(Lewis, Howard P.)　122
ルバック(Lebacqz, Karen)　176
ローズベルト(Roosevelt, Franklin D.)　38
ロールズ(Rawls, John)　181, 212
ロス(Ross, W.D.)　206-207, 212, 214
ロスマン(Rothman, David)　16, 26, 37, 38, 40, 42, 47, 48, 69, 125, 127, 227, 231

事項索引

サ　行

タ 行

ナ　行

ハ　行

マ　行

ヤ・ラ　行

文 献 表

ALEXANDER, L., 1949, Medical Science under Dictatorship, *The New England Journal of Medicine* 241, no. 2 (July 14), 39-47.

ALEXANDER, S., 1962, They Decide Who Lives, Who Dies--Medical miracle and a moral burden of a small committee, *Life,* 9 November, pp. 102-104, 106, 108,110, 115, 117, 118, 123, 124,129.

——, 1993, Thirty Years Ago, *Hastings Center Report* A Special Supplement, , S 5.

ANNAS, G. J., 1992, The Nuremberg Code in U. S. Courts: Ethics versus Expediency, in ANNAS & GRODIN (1992).

——, and GRODIN, M. A. (eds), 1992, *The Nazi Doctors and the Nuremberg Code, Human Rights in Human Experimentation,* Oxford U. P.

BEAUCHAMP, T. L., and WALTERS, L. (ed.), 1978[1], 1994[4], *Contemporary Issues in Bioethics,* Wadsworth.

——, and CHILDRESS, J. F., 1979[1], 1983[2], 1989[3], 1994[4], *Principles of Biomedical Ethics,* Oxford U. P (第三版翻訳:永安幸正、立木教夫監訳『生命医学倫理』成文堂、1997).

BEAUMONT, W., 1959, *Experiments and Observations on the Gastric Juice and the Physiology of Digestion,* Facsimile of the Original Editon of 1833, Dover Publications.

BEECHER, H. K., 1959, Experimentation in Man, *Journal of the American Medical Association* 169, 461-478.

——. 1966a, Ethics and Clinical Research, *The New England Journal of Medicine,* 274, 1354-1360.

——, 1966b, Consent in Clinical Experimentation: Myth and Reality, *Journal of the American Medical Association* 195, 34-35.

BERNARD, Claude, 1865, *Introduction à l'étude la médecine expérimentale,* Flammarion, 1984 (三浦岱栄訳『実験医学序説』岩波

文庫).
BICKEL, H., GERRARD, J., and HICKMANS, E. M., 1953a, Influence of Phenylalanine Intake on Phenylketonuria, *Lancet,* (Oct. 17), 812-813.
——, and GERRARD J., 1953b, Reply to letter by R. E. W. Fisher, *Lancet* 2 (Nov. 7), 993.
BRODY, B. A., 1990, Quality of Scholarship in Bioethics, *The Journal of Medicine and Philosophy,* 15, 161-178.
CALLAHAN, D., 1993, Why America Accepted Bioethics, *Hastings Center Report,* November-December, Special Supplement, S 8-9.
CHILDRESS, J. E., 1970, "Who shall live when not all can live?" Soudings 53 (1970) [in BEAUCHAMP & WALTERS (1978): 389-398].
——, and SIEGLER, M., 1984, Metaphors and Models of Doctor-Patient Relationships: Their Implication for Autonomy, *Theoretical Medicine,* 5, 17-30.
——, 1998, A principle-based approach, in KUHSE and SINGER (1998): 61-71.
——, 1994, Principles-Oriented Bioethics: An Analysis and Assessment from Within, in DUBOSE et al. (1994): Chapter 2,72-98.
CHOMSKY, N., 1968, Philosophers and Public Policy, *Ethics* 79, 1-9.
CLOUSER, K. D. and GERT, B., 1990, A Critique of Principlism, *The Journal of Medicine and Philosophy,* 15, 219-236.
——, and KOPELMAN, L. M., 1990, Philosophical Critique of Bioethics: Introduction to the Issue, *The Journal of Medicine and Philosophy,* 15, 121-124.
CORRESPONDANCE, 1966, Correspondance: Human Experimentation, *The New England Journal of Medicine* 275, no. 14(Oct. 6), 790-791.
CORRESPONDANCE, 1974, Correspondences, *The New England Journal of Medicine* 290, no. 9 (February 28), 518-519.
DEFANTI, C. A., 1998, Brain Death, in CHADWICK, R. (ed.), *Encyclopedia of Applied Ethics,* vol. 1, Academic Press, 1998.
DEVINE, P. E., 1998, Publish-or-perish Syndrome, in CHADWICK, R. (ed.), *Encyclopedia Of Applied Ethics,* Academic Press, vol. 3, 755-

757.

DOUCET, H., 1996, *AU PAYS DE LA BIOÉTHIQUE-L'éthique biomédicale aux États-Unis,* Labor et Fides.

DOXIADIS, S. A., GOLDFINCH, M. K., and HOLT, K. S., 1953, Alkalosis in Infants: Treatment by Intraenous Infusion of Ammnium Chloride, *Lancet,* (Oct. 17), 801-804.

DUBOSE, E. R., HAMEL, R. P., O'CONNELLE, L. J. (eds.), 1994, *A Matter of Principles? -Ferment in U. S. Bioethics,* Trinity Press International.

DUFF, R. S., and CAMPBELL, A. G. M., 1973, Moral and Ethical Dilemmas in the Special-care Nursery, *The New England Journal of Medicine* 289, no. 17 (Oct. 25), 890-894.

ELKINRON, J. R., 1964, Editorials, Moral Problems in the Use of Borrowed Organs, Artificial and Transplanted, *Annals of Internal Medicine,* vol. 60, no. 2, 309-313.

ELLIOTT, C., 1999, *Philosophical Disease: Bioethics, Culture and Identity,* Routledge.

EMANUEL, E. J., 1995, Review-The Beginning of the End of Principlism, *Hastings Center Report,* 25-4, 37-38.

ENGELHARDT, H. T., Jr., 1980, Bioethics in the People's Reblic of China, *Hastings Center Report,* 10-2, 7-10.

——, 1986, *The Foundations of Bioethics,* Oxford U. P.（加藤尚武、飯田亘之監訳『バイオエシックスの基礎づけ』朝日出版社、1989).

FISHER, R. E. W., 1953, Controls, *Lancet* 2 (Nov. 7), 993.

FLETCHER, Joseph, 1954, *Morals and Medicine-The Moral Problems of : The Patient's Right to Know the Truth, Contraception, Artificial Insemination, Sterilization, Euthanasia,* Princeton U. P.

——, 1973, Ethics and Euthanasia, in Williams, R. H., ed., *To Live and To Die: When, Why, and How, Springer,* 113-122,（菊池恵善訳、エンゲルハート・ヨナス（1988）所収).

FOX, R. C., and SWAZEY, J. P., 1984, Medical Morality Is Not Bioethics-Medical Ethics in China and the United States, *Perspectives in Biology and Medicine,* 27, 3, 336-360.

——, 1990, The Evolution of American Bioethics: A Sociological Perspective, in WEIZ, G. (ed.), *Social Science Perspectives on Medical*

Ethics, Kluwer Academic Publishers.

——, 1994, The Entry of U. S. Bioethics into the 1990s: A Sociological Analysis, in DUBOSE et al. (1994): Chapter 1, 21-71.

FRANKENA, W., 1973, *Ethics,* second edition, Prentice-Hall, Englewood Cliffs (杖下隆英訳『倫理学—改訂版』培風館、1975).

GERT, B., CULVER, C. M., and CLOUSER, K. D., 1997, *Bioethics: A Return to Fundamentals,* Oxford U. P.

GOROVITZ, S. et als. (eds.), 1983, *Moral Problems in Medicine,* 2nd ed., Wadsworth, 1983.

——, 1986, Baiting Bioethics, *Ethics,* 96, 356-374.

GREEN, R. M., 1990, Method in Bioethics: A Troubled Assessment, *The Journal of Medicine and Philosophy,* 15, 179-197

GRODIN, M. A., 1992, Historical Origins of the Nuremberg Code, in ANNAS & GRODIN, 1992.

GUSTAFSON, J. M, 1973, Mongolism, Parental Desire, and the Right to Life, *Perspectives in Biology and Medicine* 16, 529-557.

——, 1990, Moral Discourse About Medicine: A Variety of Forms, *The Journal of Medicine and Philosophy,* 15, 125-142.

HARVARD MEDICAL SCHOOL (Ad Hoc Committee of the Harvard Medical School to examine the Definition of Brain Death), 1968, A Definition of Irreversible Coma, *Journal of the American Medical Association* 205, no. 6 (Aug 5), 85-88.

HASTINGS CENTER REPORT, 1993, The Birth of Bioethics, *Hastings Center Report* A Special Supplement, S1-S15.

HASTINGS CENTER REPORT, 1999, Organ Transplantation, *Hastings Center Report,* 29-6, 3-50.

HOLMES, R. L., 1990, The Limited Relevance of Analytical Ethics to the Problems of Bioethics, *The Journal of Medicine and Philosophy,* 15, 143-159.

HOLT, K. S., 1953, Reply to letter by R. E. W. Fisher, *Lancet* 2 (Nov. 7, 1953), p. 993.

INGELFINGER, F. J., 1973, Bedside Ethics for the Hopeless Case, *The New England Journal of Medicine,* vol. 289, no. 17 (Oct. 25), p. 914-915.

JONAS, H., 1969, Philosophical Reflection on Experimenting with Human Subjects, Daedalus, 98, in JONAS, 1974, *Philosophical Essays,* The University of Chicago Press, 105-131（谷田信一訳、「人間の被験者を使った実験についての哲学的考察」、千葉大学教養部総合科目運営委員会『バイオエシックス　最新資料集（続編）』1988, 97-128；部分訳、エンゲルハート・ヨナス（1988)、193-204).

JONSEN, A. R., PHIBBS, R. H., TOOLEY, W. H., and GARLAND, M. J., 1975, Critical Issues in Newborn Intensive Care: A Conference Report and Policy Proposal, *Pediatrics* 55, no. 6（June), 756-768.

——, SIEGLER, M., Winslade, W. J., 1982[1], 1986[2], 1992[3], 1998[4], 2006[5], *Clinical Ethics: A Practical Approach to Ethical Decisions in Clinical Medicine,* MacGraw-Hill（第五版翻訳、赤林朗他監訳『臨床倫理学』新興医学出版社、2006).

——, and TOULMIN, S., 1988, *The Abuse of Casuistry,* University of California Press.

——, 1993, The Birth of Bioethics, *Hastings Center Report* A Special Supplement, November-December, S1-4.

——. and TAMETON, A., 1995, Medical Ethics, History of: The Americas, B. The United States in the Twentieth Century, in REICH（1995） vol. 3:1616-30.

——, 1998, *The Birth of Bioethics,* Oxford U. P.

——, VEATCH, R. M. and WALTERS, LeRoy, (eds.), 1998, *Source Book in Bioethics, A Documentary History,* Georgetown.

KATZ, J., 1992, The Consent Principle of the Nuremberg Code: Its Significance Then and Now, in ANNAS & GRODIN（1992).

——, 1993, "Ethics and Clinical Research" Revisited, *Hastings Center Report,* 31-39.

——, 1994, Reflection on Unethical Experiments and the Beginning of Bioethics in the United States, *Kennedy Institute of Ethics Journal* 4, 85-92.

KRUGMAN S., WARD, R., GILES, J. P., BODANSKY, O., and JACOBS, A. M., 1959, Infectious Hepatitis, Detection of Virus during the Incubation Period and Clinically Inapparent Infection, *The New England Journal of Medicine* 261, no. 15 (Oct. 8): 729-734.

——, 1970,Viral Hepatitis: New Light on an Old Disease, *Journal of the American Medical Association* 212, 6 (May 11, 1970): 1019-21.

KUCZEWSKI, M. G., 1997, *Fragmentation and Consensus: Communitarian and Casuist Bioethics,* Georgetown U. P.

KUHSE, H., and SINGER, P. (eds.), 1998, *A Companion to Bioethics,* Blackwell.

LANGER, E., 1964,Human Experimentation: Cancer Studies at Sloan-Kettering Stir Public Debate on Medical Ethics, *Science* 143 (7 Feb. 1964), 552-553.

LANTOS, J. D., 1997, *Do We Still Need Doctors?* Routledge.

LEDERER, S., 1985,Hideyo Noguchi's Luetin Experiment and the Antivivisectionists, *Isis* 76, 31-48.

LETTERS & COMMENTS, 1964, Letters and Comments- Moral Problems in the Use of Borrowed Organs-, *Annals of Internal Medicine,* vol. 61, no. 2 (August), 355-363.

LEWIS, H. P., 1968, Medical Responsibility for the Prolongation of Life, *Journal of the American Medical Association* 206, 387-388.

LEYS, D., 1953, Ethical Standards in Clinical Research, letters to the editor, *Lancet* 2 (Nov. 14), p. 1044.

MAY, W. F., 1983, *The Physician's Covenant, Images of the Healer in Medical Ethics,* The Westminster Press, 1983.

MCCORMICK, R. A., 1974, To Save or Let Die-The Dilemma of Modern Medicine, *Journal of American Medical Association,* Vol. 229, No 2 (July 8), 172-176.

MCNEIL, P. M., 1998, Experimentation on human beings, in KUSE & SINGER (1998).

MISCHERLICH, A., and MIELKE, F., 1992, Epilogue: Seven Were Hanged, in ANNAS & GRODIN (1992).

MURRAY, J. E., MERRILL, J. P., & HARRISON, J. H., 1958, Kidney Transplantation Between Seven Pairs of Identical Twins, *Annals of Surgery,* Vol. 148, no. 3 (September), 343-359.

PELLEGRINO, E. D., 1979, Toward a Reconstruction of Medical Morality: The Primacy of the Act of Profession and the Fact of Illness, *The Journal of Medicine and Philosophy,* 4, 32-56.

——, and THOMASMA, D. C, 1988, *A Philosophical Basis of Medical Practice: Toward a Philosophy and Ethic of the Healing Profession,* Oxford U. P.

PENCE, Gregory E., 1995, *Classic Cases in Medical Ethics,* McGraw-Hill,2nd ed.（第三版翻訳、宮坂道夫・長岡成夫訳『医療倫理１・２』みすず書房、2000、2001).

POTTER, V. R., 1970, Bioethics, the Science of Survival, *Perspectives in Biology an d Medicine,* vol. 14 (Autumn), 127-153.

——, 1987, Aldo Leopold's Land Ethics Revisited: Two Kinds of Bioethics, *Perspectives in Biology and Medicine,* 30, 2 (Winter 1987), 157-169.

RACHELS, J., 1975, Active and Passive Euthanasia, *The New England Journal of Medicine,* vol. 292, no. 2 (Jan. 9), 78-80 (小野谷加奈恵訳、エンゲルハート・ヨナス (1988) 所収).

RAMSEY, P., 1970, *The Patient As Person,* Yale U. P., 1970.

REICH, W. T. (ed.), 1978, *The Encyclopedia of Bioethics,* 4vols., The Free Press.

——, 1994, The Word "Bioethics": Its Birth and the Legacies of those Who Shaped It, *Kennedy Institute of Ethics Journal* vol. 4, no. 4, 319-335.

—— (ed.), 1995, *The Encyclopedia of Bioethics,* Revised Edition, 5 vols., Macmillan.

ROTHMAN, D. J., 1991, *Strangers at the Bedside-A History of How Law and Bioethics Transformed Medical Decision Making,* Basic Books.（酒井忠昭監訳『医療倫理の夜明け』晶文社、2000).

——, 1995, Research, Human: Historical Aspects, in REICH (1995): vol. 4, 2248-58.

SHAW, A., 1973, Dilemmas of "Informed Consent" in Children, *The New England Journal of Medicine* 289, no. 17 (Oct. 25), 885-890.

SIEGLER, M., 1982, Bioethics: A Critical Consideration, *Eglise et Théologie,* 13, 295-309.

——, 1992, A Medicine of Strangers or a Medicine of Intimates: The Two Legacies of Karen Ann Quinlan, *Second Opinion,* 17, 64-69.

SILBER, J., 1968, Soul Politics and Political Morality, *Ethics* 79, 14-23.

SLATER, E., 1971, Health Service or Sickness Service? *British Medical Journal,* 4, 734-736.

SUMNER, L. W., 1982, Does medical ethics have its own theory? *Hastings Center Report,* 12-4, 38-39.

SWAZEY, J. P., 1993, But Was It Bioethics? *Hastings Center Report* A Special Supplement, S5-6.

TOULMIN, S., 1982, How Medicine Saved the Life of Ethics, *Perspectives in Biology and Medicine,* 25(Summer), 736-750.

TRUOG, R. D., 1997, Is It Time to Abandon Brain Death? *Hastings Center Report* 27 (1), 29-37.

VEATCH, R. M., 1981, *A Theory of Medical Ethics,* Basic Books.

——, 1984, Autonomy's Temporary Triumph, *Hastings Center Report* 14 (5), 38-40.

——, 1987, *The Patient as Partner, A Theory of Human-Experimentation Ethics,* Indiana U. P.

VENES, J. L., and HUTTENLOCHER, P. R., 1974, Correspondence: Management of the Infant with Unmanageable Disease, *The New England Journal of Medicine* 290, no. 9 (February 28), 518.

WARD R., KRUGMAN, S., GILES, J. P., JACOBS, A. M., and BODANSKY, O., 1958, Infectious Hepatitis, Studies of Its Natural History and Prevention, *The New England Journal of Medicine* 258, no. 9 (Feb. 27): 407-416.

YOUNGNER, S. J., ARNOLD, R. M. , SCHAPIRO, R. (eds.), 1999, *The Definition of Death-Contemporary Controversies,* The Johns Hopkins U. P.

ZACHARY, R. B., 1968, Ethical and Social Aspects of Treatment of Spina Bifida, *The Lancet,* August 3, 274-276.

アンブロセリ、1993、中川米造訳『医の倫理』白水社。

市野川容孝、1993、「ニュールンベルク・コード再考─その今日的意義─」、加藤尚武・飯田亘之編『応用倫理学研究II』千葉大学教養部倫理学教室、1993、308-323（「ニュルンベルク綱領」、「ヘルシンキ宣言」等の資料の翻訳も含む）。

今井道夫・香川知晶編、1995、『バイオエシックス入門（第二版）』東信堂。

エンゲルハートH.T.、ヨナスH.ほか、1988、加藤尚武、飯田亘之編『バイオエシックスの基礎—欧米の「生命倫理」論』東海大学出版会。

大林雅之、1999、『バイオエシックス教育のために』、メディカ出版。

香川知晶、1995a、「バイオエシックスの誕生」今井・香川、1995、4-23。

———、1995b、「人工妊娠中絶」、同上、66-81。

川喜多愛朗、1977、『近代医学の史的基盤』上・下、岩波書店。

坂井昭宏、1992、「平等感情と正義」、伊藤勝彦・坂井昭宏編『情念の哲学』東信堂、246-272。

———、1995、「医療と正義」、今井・香川、1995：189-206。

シンガー、1998、樫則章訳『生と死の倫理学—伝統的倫理の崩壊—』昭和堂（SINGER, Peter, 1994, *Rethinking Life and Death, The Collapse of Our Traditional Ethics,* St.Martin's Griffin)。

砂原茂一、1983、『医師と患者と病院と』岩波新書。

谷田信一、1995、「バイオエシックスの枠組と方法」今井・香川(1995)：242-260。

土屋貴志、1995、「生まれてこなかった方がよかったいのち」とは——障害新生児の治療停止を支える価値観（浅井美智子・柘植あづみ編『つくられる生殖神話』制作同人社、第6章)。

———、1998、「bioethics」から「生命倫理学」へ（加藤尚武、加茂直樹編『生命倫理学を学ぶ人のために』世界思想社)。

中川米造、1993、アンブロセリ『医の倫理』解説。

バーナード、1967、ヒトの心臓移植——ケープタウンのGroote Schuur Hospitalでの成功裏に実施された手術の中間報告、星野一正訳・解説、『時の法令』第1604号、1999年10月30日、58-67；京都女子大学宗教・文化研究所『国際バイオエシックス研究センター・ニューズレター』第34号1999年秋、7-12再録（originally published in *South Africa Medical Journal* 30, December 1967, 1271-1274)。

坂東興、1999、『心臓外科医』岩波新書。

ヒポクラテス、1972、大橋博司訳「ヒッポクラテスの医学」『世界の名著・ギリシアの科学』中央公論社。

フーコー、1969、神谷美恵子訳『臨床医学の誕生』みすず書房。

フェイドン F.、ビーチャム T., 1994、酒井忠昭・秦洋一訳『インフォームド・コンセント』、みすず書房（Faden R.R., Beauchamp, T.L., 1986, *A History and Theory of Informed Consent,* Oxford U. P.)

フォックス、スウェイジー、1999、森下直貴他訳『臓器交換社会』青木書店（FOX, R. C., and SWAZEY, J. P., 1992, *Spare Parts-Organ Replacement in American Society,* Oxford U.P.)。

森岡正博、1978、「バイオエシックスとアジア」、千葉大学教養部総合科目運営委員会『バイオエシックス最新資料集』、195-204。

ラムジー、1988、森岡正博訳「医師と患者の「同意」の意味」、エンゲルハート・ヨナス他(1988)所収。